Inhaltsverzeichnis

1. Einführung in Unterstützte Kommunikation

2. Zielgruppen und Anwendungsbereiche

3. Methoden und Werkzeuge der Unterstützten Kommunikation

4. Bedeutung der Personenzentrierung

5. Vorteile der Unterstützten Kommunikation

6. Herausforderungen und Grenzen der Unterstützten Kommunikation

7. Praxisbeispiele und Handlungsansätze für Schulbegleiter:innen

8. Schlussfolgerung und Ausblick

Einführung in Unterstützte Kommunikation

Kommunikation ist ein Grundbedürfnis und eine zentrale Voraussetzung für soziale Interaktion, persönliche Entfaltung und gesellschaftliche Teilhabe. Für viele Menschen ist die Fähigkeit zur Lautsprache jedoch eingeschränkt oder gar nicht vorhanden. In solchen Fällen bietet die Unterstützte Kommunikation (UK) wertvolle Möglichkeiten, Kommunikationsbarrieren zu überwinden.

Unterstützte Kommunikation umfasst alle Maßnahmen, Strategien und Hilfsmittel, die genutzt werden können, um Menschen mit erheblichen Einschränkungen in der Lautsprache eine angemessene und effektive Kommunikation zu ermöglichen. Dabei können sowohl alternative Kommunikationswege – wenn die Lautsprache vollständig fehlt – als auch ergänzende Maßnahmen – bei eingeschränkter Lautsprache – zum Einsatz kommen.

Kommunikation als Schlüssel zur Teilhabe
Kommunikation ist weit mehr als das reine Übermitteln von Informationen. Sie ermöglicht es Menschen, Beziehungen aufzubauen, Bedürfnisse zu äußern, Meinungen zu teilen und aktiv am sozialen Leben teilzunehmen. Wenn die Fähigkeit zur Lautsprache fehlt, droht Isolation, Missverständnisse und ein Verlust an Selbstbestimmung. Unterstützte Kommunikation bietet einen Zugang zu einer Welt, die sonst verschlossen bleiben würde.

Warum Unterstützte Kommunikation wichtig ist
Ohne effektive Kommunikationsmöglichkeiten können Menschen:

- **ihre Grundbedürfnisse nicht ausdrücken**, z. B. Hunger, Schmerz oder Unwohlsein, was zu Frustration und Stress führt.

- **keine sozialen Beziehungen aufbauen**, was Einsamkeit und Isolation zur Folge haben kann.

- **nicht aktiv an Bildung, Arbeit oder Freizeitaktivitäten teilnehmen**, was ihre gesellschaftliche Teilhabe einschränkt.

UK stellt sicher, dass auch Menschen ohne Lautsprache Gehör finden und ihre Meinungen, Wünsche und Gefühle ausdrücken können. Sie ist somit ein Instrument der Inklusion und ein unverzichtbarer Baustein in einer Gesellschaft, die Vielfalt respektiert und fördert.

Wer profitiert von Unterstützter Kommunikation?
Unterstützte Kommunikation richtet sich an Menschen, die aufgrund verschiedener Ursachen nicht oder nur eingeschränkt sprechen können. Dazu gehören:

- **Kinder mit angeborenen Behinderungen**, wie z. B. zerebraler Bewegungsstörung, Down-Syndrom oder Autismus-Spektrum-Störung.

- **Jugendliche und Erwachsene mit erworbenen Behinderungen**, etwa durch Schädel-Hirn-Traumata, Schlaganfälle oder degenerative Erkrankungen wie Amyotrophe Lateralsklerose (ALS) oder Multiple Sklerose (MS).

- **Menschen mit intellektuellen Beeinträchtigungen**, bei denen die Sprachentwicklung verzögert oder unvollständig ist.

- **Personen mit selektivem Mutismus**, bei denen psychologische oder emotionale Faktoren die Lautsprache blockieren.

Die Bandbreite der Zielgruppen zeigt, dass UK keine einheitliche Lösung bietet, sondern individuell an die Fähigkeiten, Bedürfnisse und Lebensrealitäten der Betroffenen angepasst werden muss.

Ein dynamisches Konzept

Unterstützte Kommunikation ist kein starres System, sondern ein dynamisches und flexibles Konzept, das sich ständig weiterentwickelt. Neue Technologien, wie Eye-Tracking-Systeme oder künstliche Intelligenz, eröffnen immer wieder neue Möglichkeiten. Ebenso verändern sich die Ansätze und Strategien mit dem Fortschritt in Wissenschaft und Praxis, um den individuellen Bedürfnissen der Menschen gerecht zu werden.

In der Praxis bedeutet dies: Unterstützte Kommunikation ist nie "fertig". Sie erfordert kontinuierliche Anpassungen, Reflexionen und Schulungen, damit sie mit den sich wandelnden Lebensumständen der betroffenen Personen Schritt halten kann.

Durch ihre Vielseitigkeit und Anpassungsfähigkeit leistet Unterstützte Kommunikation einen wertvollen Beitrag, um Barrieren abzubauen, Selbstbestimmung zu fördern und Inklusion zu ermöglichen. Sie ist mehr als eine Methode – sie ist ein Schlüssel zu einer gerechteren und inklusiveren Gesellschaft.

1. Zielgruppen und Anwendungsbereiche

Unterstützte Kommunikation (UK) richtet sich an eine Vielzahl von Menschen, die aufgrund verschiedener Ursachen

Schwierigkeiten mit der Lautsprache haben oder diese gar nicht nutzen können. Dabei ist es entscheidend, die individuellen Bedürfnisse, Fähigkeiten und Lebenssituationen der Betroffenen zu berücksichtigen, um eine effektive Unterstützung zu gewährleisten.

Die Zielgruppen von UK können grob in drei Hauptbereiche unterteilt werden: **Menschen mit angeborenen Behinderungen**, **Menschen mit erworbenen Beeinträchtigungen** und **Menschen mit vorübergehenden oder situationsbedingten Kommunikationsbarrieren**.

Im Folgenden werden diese Gruppen detaillierter beschrieben.

1.1 Menschen mit angeborenen Behinderungen

Hierzu gehören Personen, die seit Geburt oder früher Kindheit nicht oder nur eingeschränkt sprechen können. Die Einschränkungen sind oft dauerhaft und gehen mit anderen kognitiven, motorischen oder sensorischen Beeinträchtigungen einher.

- **Zerebralparese**: Kinder mit frühkindlicher Hirnschädigung haben häufig motorische Beeinträchtigungen, die auch ihre Fähigkeit zur Lautsprache beeinflussen. UK ermöglicht ihnen eine alternative Kommunikationsform, etwa durch elektronische Hilfsmittel oder Symboltafeln.

- **Autismus-Spektrum-Störung**: Viele Menschen im Autismus-Spektrum haben Schwierigkeiten, ihre Gedanken und Gefühle sprachlich auszudrücken, obwohl sie oft über ein hohes kognitives Verständnis verfügen. Unterstützte Kommunikation wie Piktogramme oder Tablets mit Visualisierungen kann ihnen helfen, soziale und sprachliche Hürden zu überwinden.

- **Down-Syndrom**: UK kann hier ergänzend eingesetzt werden, um sprachliche Entwicklungsverzögerungen zu kompensieren und die Kommunikation zu fördern. Gebärden und Symbolsysteme sind häufig eingesetzte Methoden.

- **Intellektuelle Beeinträchtigungen**: Bei Menschen mit kognitiven Einschränkungen bietet UK eine Möglichkeit, trotz Sprachbarrieren ihre Wünsche und Bedürfnisse auszudrücken.

1.2 Menschen mit erworbenen Beeinträchtigungen

Hierbei handelt es sich um Personen, die durch Unfall, Krankheit oder degenerative Prozesse ihre Fähigkeit zur Lautsprache verloren haben. Diese Gruppe ist oft besonders betroffen, da die Kommunikationsfähigkeit vorher vorhanden war und als schmerzlich vermisst wird.

- **Schlaganfallpatienten (Aphasie)**: Eine häufige Folge von Schlaganfällen ist die Aphasie, bei der die Fähigkeit, Sprache zu verstehen und/oder zu produzieren, beeinträchtigt ist. UK, z. B. durch elektronische Geräte oder vereinfachte Kommunikationssysteme, kann Betroffenen helfen, wieder mit ihrem Umfeld zu interagieren.

- **Amyotrophe Lateralsklerose (ALS)**: Diese neurodegenerative Erkrankung führt oft dazu, dass Menschen allmählich die Fähigkeit verlieren, Lautsprache zu nutzen. Technologien wie Augensteuerung oder Sprachcomputer ermöglichen es ihnen, trotz körperlicher Einschränkungen zu kommunizieren.

- **Traumatische Hirnverletzungen**: Menschen, die nach Unfällen oder schweren Kopfverletzungen in ihrer Sprache eingeschränkt sind, können von individuell angepassten UK-Systemen profitieren.

- **Multiple Sklerose (MS)** oder **Parkinson**: In fortgeschrittenen Stadien können diese Erkrankungen zu motorischen und sprachlichen Einschränkungen führen, die durch UK unterstützt werden können.

1.3 Menschen mit vorübergehenden oder situationsbedingten Kommunikationsbarrieren

Neben Menschen mit langfristigen Beeinträchtigungen kann UK auch für Personen mit vorübergehenden oder spezifischen kommunikativen Herausforderungen eingesetzt werden.

- **Intensivmedizinische Patienten**: Menschen, die nach einer Operation intubiert sind oder aufgrund anderer medizinischer Eingriffe nicht sprechen können, nutzen oft Symboltafeln oder Schreibgeräte, um mit ihrem Umfeld zu kommunizieren.

- **Selektiver Mutismus**: Kinder oder Erwachsene, die in bestimmten sozialen Situationen nicht sprechen können, profitieren von unterstützenden Kommunikationssystemen wie Schreibtafeln oder Apps, die den Druck zur Lautsprache verringern.

- **Menschen mit Sprachbarrieren**: In multikulturellen Kontexten können UK-Methoden wie Piktogramme oder visuelle Kommunikationstafeln auch Sprachbarrieren überwinden, z. B. in Flüchtlingslagern oder bei der internationalen Zusammenarbeit.

1.4 Anwendungsbereiche der Unterstützten Kommunikation

Die Anwendungsbereiche von UK sind vielfältig und reichen von pädagogischen Einrichtungen über medizinische Versorgung bis hin zum Alltag der Betroffenen.

1. **Bildung und Erziehung**
    - In inklusiven Schulen wird UK genutzt, um Kindern mit Sprachbeeinträchtigungen eine aktive Teilnahme am Unterricht zu ermöglichen.
    - Frühförderzentren und Kindergärten setzen UK ein, um die sprachliche und soziale Entwicklung von Kindern mit Behinderungen zu fördern.

2. **Therapie und Rehabilitation**
    - In logopädischen und ergotherapeutischen Behandlungen dient UK dazu, die Kommunikationsfähigkeiten der Betroffenen zu verbessern und zu stabilisieren.
    - In der Rehabilitation nach Unfällen oder Schlaganfällen wird UK oft vorübergehend oder dauerhaft eingesetzt.

3. **Medizin und Pflege**
    - In der Intensivmedizin ermöglicht UK Patienten ohne Lautsprache, ihre Bedürfnisse und Wünsche auszudrücken.
    - In der Pflege von Menschen mit Demenz oder anderen altersbedingten Einschränkungen erleichtert UK die Interaktion zwischen Pflegepersonal und Patienten.

4. **Freizeit und Alltag**
    - UK eröffnet Betroffenen neue Möglichkeiten, ihre Freizeit zu gestalten, sei es durch die Nutzung sozialer Medien, den Zugang zu Literatur oder die Teilnahme an sozialen Aktivitäten.

- Im Alltag unterstützt UK die Bewältigung einfacher Situationen, z. B. beim Einkaufen, in öffentlichen Verkehrsmitteln oder bei Arztbesuchen.

Zusammenfassung
Die Zielgruppen und Anwendungsbereiche der Unterstützten Kommunikation sind vielfältig und umfassen Menschen aller Altersgruppen und Lebenslagen. Ob als dauerhafte Lösung oder vorübergehende Unterstützung – UK bietet eine Brücke zwischen den Betroffenen und ihrer Umwelt. Der Erfolg hängt dabei von einer individuellen Anpassung sowie der Einbindung des sozialen Umfelds ab, um den Betroffenen eine möglichst umfassende Teilhabe und Selbstbestimmung zu ermöglichen.

2. Methoden und Werkzeuge der Unterstützten Kommunikation

Unterstützte Kommunikation (UK) bietet eine breite Palette von Ansätzen und Hilfsmitteln, die an die individuellen Bedürfnisse und Fähigkeiten der Betroffenen angepasst werden können. Diese Methoden und Werkzeuge lassen sich in drei Hauptkategorien unterteilen: **nicht-elektronische Hilfsmittel**, **elektronische Hilfsmittel** und

strategische Ansätze. Im Folgenden werden diese Kategorien detailliert beschrieben.

2.1 Nicht-elektronische Hilfsmittel

Nicht-elektronische Hilfsmittel bilden die Basis der Unterstützten Kommunikation und sind oft besonders einfach, kostengünstig und flexibel einsetzbar. Sie eignen sich für Menschen mit unterschiedlichsten Fähigkeiten und können individuell gestaltet werden.

1. **Kommunikationstafeln und -bücher**
    - Diese enthalten Symbole, Bilder, Wörter oder Buchstaben, die der Nutzer durch Zeigen, Berühren oder andere Interaktionen auswählen kann.
    - Beispiele:
        - **Symboltafeln**: Bieten eine Auswahl an Bildern oder Piktogrammen, die auf bestimmte Situationen abgestimmt sind (z. B. Essen, Freizeit, Schule).
        - **Kommunikationsbücher**: Mehrseitige Bücher mit thematisch sortierten Symbolen oder Wörtern.
2. **Gebärden und Körpersprache**
    - Gebärdensysteme wie die Deutsche Gebärdensprache (DGS) oder vereinfachte Gebärden wie Makaton können als eigenständige Sprache oder ergänzend zur Lautsprache genutzt werden.
    - Körpersprache, wie das gezielte Zeigen auf Objekte oder die Nutzung von

Gesichtsausdrücken, wird ebenfalls in die Kommunikation eingebunden.

3. **Objekte zur Kommunikation (Objektsymbole)**
   - Für Menschen mit schweren kognitiven oder sensorischen Einschränkungen können Objekte eingesetzt werden, die bestimmte Begriffe oder Wünsche repräsentieren.
   - Beispiel: Ein kleiner Becher steht für "ich möchte trinken", oder ein Stoffstück symbolisiert "ich bin müde".

4. **Schreibtafeln und Notizsysteme**
   - Tafeln, auf denen mit Stiften geschrieben oder gezeichnet werden kann, sind eine einfache Möglichkeit der schriftlichen Kommunikation.
   - Besonders hilfreich für Personen, die ihre Gedanken schriftlich ausdrücken können, aber keine Lautsprache nutzen.

2.2 Elektronische Hilfsmittel

Elektronische Hilfsmittel bieten zahlreiche Möglichkeiten, die Kommunikation zu unterstützen, insbesondere bei komplexeren Anforderungen. Sie nutzen moderne Technologien, um Barrieren zu überwinden und ermöglichen oft eine individuelle Anpassung.

1. **Sprachcomputer (Talker)**

- Elektronische Geräte, die Sprache ausgeben, wenn Symbole, Wörter oder Buchstaben ausgewählt werden.
- Sie können personalisiert werden, z. B. durch individuelle Stimmen oder spezifische Wörter.
- Beispiele:
  - Geräte wie der Tobii Dynavox oder NovaChat.
  - Tablet-basierte Systeme, die mit spezieller Software ausgestattet sind.

2. **Tablets und Apps**
   - Tablets wie das iPad mit Apps für Unterstützte Kommunikation bieten eine kostengünstige Alternative zu spezialisierten Geräten.
   - Beispiele für UK-Apps:
     - **Proloquo2Go**: Eine App, die Symbole, Wörter und Text-zu-Sprache-Funktionen bietet.
     - **GoTalk NOW**: Eine App mit anpassbaren Symbolen und Seiten.
     - **CoughDrop**: Cloud-basierte Software, die plattformübergreifend genutzt werden kann.

3. **Eye-Tracking-Systeme**
   - Diese Technologie ermöglicht es Menschen mit schwersten motorischen Einschränkungen, Geräte allein durch Augenbewegungen zu steuern.

- Sie wird häufig bei neurodegenerativen Erkrankungen wie ALS oder bei Querschnittslähmungen eingesetzt.
- Beispiele: Tobii Eye Tracker.

4. **Einfache elektronische Geräte**
    - Geräte mit begrenzter Funktionalität, wie BigMack-Taster, die eine einzelne Nachricht aufnehmen und wiedergeben können.
    - Diese eignen sich besonders für Kinder oder Menschen mit schweren kognitiven Einschränkungen.

5. **Text-zu-Sprache-Geräte (Schriftkommunikation)**
    - Menschen, die schreiben können, aber nicht sprechen, können Text-zu-Sprache-Geräte nutzen, um ihre Eingaben in gesprochene Sprache umzuwandeln.
    - Beispiele: LightWriter oder Apps mit ähnlicher Funktion.

2.3 Strategische Ansätze und Techniken

Neben physischen Hilfsmitteln spielen auch methodische Ansätze eine wichtige Rolle. Diese beziehen sich darauf, wie Kommunikation aufgebaut, unterstützt und gefördert wird.

1. **Partnergestützte Kommunikation**
    - Gesprächspartner übernehmen eine aktive Rolle, um den Kommunikationsprozess zu erleichtern, z. B. indem sie Fragen stellen,

Optionen laut vorlesen oder mögliche Bedeutungen interpretieren.
- Besonders wichtig für Menschen, die nicht eigenständig auf Hilfsmittel zugreifen können.

2. **Scannen und Auswahlstrategien**
   - Menschen mit motorischen Einschränkungen können durch ein sogenanntes Scanning-Verfahren Optionen auswählen. Dabei wird eine Auswahl von Symbolen oder Wörtern nacheinander hervorgehoben, und der Nutzer wählt durch ein Signal (z. B. Augenblinzeln) aus.

3. **Kombination von Modalitäten**
   - Oft werden mehrere Methoden kombiniert, z. B. Gebärden in Verbindung mit Symboltafeln oder Sprachcomputern.
   - Dies ermöglicht eine flexiblere Kommunikation, die sich an die jeweilige Situation anpasst.

4. **Förderung der Eigeninitiative**
   - Ziel ist es, dass Betroffene ihre Hilfsmittel eigenständig und aktiv nutzen, um ihre Autonomie zu stärken.
   - Dies erfordert Schulung, Übung und oft die Anpassung des Umfelds.

5. **Einsatz von Umfeldhilfen**

- Kommunikationserfolg hängt stark von der Bereitschaft und Kompetenz der Gesprächspartner ab. Schulungen für Eltern, Lehrer, Pflegekräfte und Therapeuten sind daher ein zentraler Bestandteil.

2.4 Auswahl und Anpassung der Werkzeuge

Die Wahl der geeigneten Methode oder des Werkzeugs hängt von einer Vielzahl von Faktoren ab, wie:

- **Kognitive Fähigkeiten**: Kann die Person Symbole oder Buchstaben erkennen und verstehen?

- **Motorische Fähigkeiten**: Kann die Person Taster drücken, Tafeln bedienen oder ein Eye-Tracking-System nutzen?

- **Sensorische Bedürfnisse**: Sind visuelle, auditive oder taktile Hilfsmittel besser geeignet?

- **Persönliche Vorlieben**: Die Akzeptanz und Motivation steigen, wenn die Tools ansprechend und nutzerfreundlich gestaltet sind.

- **Alltagsanforderungen**: Welche Kommunikationssituationen sind besonders wichtig (z. B. Schule, Arbeit, Familie)?

Fazit

Die Methoden und Werkzeuge der Unterstützten Kommunikation sind so vielfältig wie die Bedürfnisse der Betroffenen selbst. Durch eine kluge Kombination aus nicht-elektronischen Hilfsmitteln, moderner Technologie und strategischen Ansätzen kann UK einen entscheidenden Beitrag leisten, um Menschen ohne

Lautsprache ein aktives, selbstbestimmtes Leben zu ermöglichen. Der Schlüssel liegt in der individuellen Anpassung und der kontinuierlichen Zusammenarbeit zwischen Betroffenen, Fachkräften und dem sozialen Umfeld.

3.3 Wie wird Personenzentrierung umgesetzt?

Die Umsetzung der Personenzentrierung erfordert eine enge Zusammenarbeit zwischen der betroffenen Person, ihrem sozialen Umfeld und den Fachkräften. Dabei spielen folgende Aspekte eine zentrale Rolle:

1. **Individuelle Bedarfsanalyse**
   - Zu Beginn steht eine umfassende Analyse der Fähigkeiten, Bedürfnisse und Wünsche der betroffenen Person:
     - **Kognitive Kompetenzen**: Kann die Person Symbole, Buchstaben oder Bilder erkennen und verstehen?
     - **Motorische Fähigkeiten**: Welche Bewegungen kann die Person nutzen (z. B. Zeigen, Drücken von Tasten, Augensteuerung)?
     - **Sensorische Präferenzen**: Sind visuelle, auditive oder taktile Hilfsmittel besser geeignet?
     - **Lebensumfeld**: In welchen Situationen benötigt die Person Unterstützung (z. B. Schule, Arbeit, Zuhause)?

2. **Partizipation der betroffenen Person**
   - Die betroffene Person wird aktiv in den Entscheidungsprozess eingebunden:

- Welche Kommunikationsziele sind ihr wichtig?
- Welche Werkzeuge oder Methoden empfindet sie als hilfreich?
  - Wenn direkte Kommunikation nicht möglich ist, können nahe Bezugspersonen oder Beobachtungen zusätzliche Einblicke geben.

3. **Individuelle Anpassung der Hilfsmittel**
   - Die ausgewählten Werkzeuge und Strategien müssen an die individuellen Fähigkeiten angepasst werden. Beispiele:
     - Für Kinder mit kognitiven Einschränkungen könnten einfache Symboltafeln mit klaren Bildern sinnvoll sein.
     - Für technikaffine Erwachsene könnten Tablets mit Sprach-Apps geeignet sein.

4. **Kontinuierliche Überprüfung und Anpassung**
   - Die Unterstützte Kommunikation wird regelmäßig überprüft und angepasst, um sicherzustellen, dass sie weiterhin den Bedürfnissen und Fähigkeiten der Person entspricht.

5. **Schulungen und Einbindung des Umfelds**
   - Personenzentrierung bedeutet auch, dass Familie, Lehrer, Therapeuten und andere Bezugspersonen in den Prozess einbezogen werden. Sie müssen geschult werden, um die Kommunikation zu

unterstützen und die Akzeptanz der Hilfsmittel zu fördern.

3.4 Herausforderungen bei der Personenzentrierung

Die Umsetzung der Personenzentrierung kann mit Herausforderungen verbunden sein:

- **Kommunikationsbarrieren**: Manche Menschen können ihre Wünsche und Bedürfnisse nicht direkt äußern, was die Bedarfsermittlung erschwert.
- **Ressourcen und Zeit**: Die Entwicklung und Anpassung personenzentrierter Kommunikationslösungen ist oft zeitaufwändig und erfordert fachliche Expertise.
- **Akzeptanz im Umfeld**: Nicht alle Bezugspersonen oder Institutionen sind bereit, den personenzentrierten Ansatz mitzutragen.

3.5 Beispiele für personenzentrierte Ansätze in der Praxis

1. **Ein Kind mit Autismus in der Schule**
   - Ein Junge mit Autismus, der nicht spricht, zeigt eine Präferenz für visuelle Kommunikation. Ein individuell gestaltetes Kommunikationsbuch mit Bildern und Piktogrammen, das an den Unterrichtsalltag

angepasst ist, ermöglicht es ihm, am Unterricht teilzunehmen.

2. **Ein Erwachsener mit ALS**
   - Eine Frau mit ALS nutzt ein Eye-Tracking-Gerät, das es ihr ermöglicht, trotz schwerster motorischer Einschränkungen mit ihrer Familie zu kommunizieren. Die Software ist so programmiert, dass sie persönliche Begriffe, Lieblingsausdrücke und ihre Stimme enthält.

3. **Ein Pflegeheimbewohner mit Demenz**
   - Ein älterer Mann mit fortschreitender Demenz nutzt Objektsymbole, um grundlegende Wünsche auszudrücken. Sein Pflegepersonal wurde geschult, diese Symbole zu interpretieren und darauf einzugehen.

Fazit

Die Personenzentrierung ist das Herzstück der Unterstützten Kommunikation. Sie gewährleistet, dass die Maßnahmen individuell, praxisnah und wirksam sind. Der Erfolg von UK hängt entscheidend davon ab, dass die betroffene Person nicht als „Patient" oder „Klient", sondern als aktiver und gleichwertiger Partner im Prozess betrachtet wird. Nur durch diesen Ansatz kann UK ihre Ziele – soziale Teilhabe, Selbstbestimmung und Lebensqualität – erreichen.

4. Vorteile der Unterstützten Kommunikation

Unterstützte Kommunikation (UK) eröffnet Menschen mit eingeschränkten oder fehlenden Möglichkeiten zur

Lautsprache zahlreiche Chancen und Möglichkeiten. Ihre Vorteile reichen weit über die reine Übermittlung von Informationen hinaus und betreffen alle Lebensbereiche – von der sozialen Teilhabe über die Förderung von Autonomie bis hin zur Verbesserung der Lebensqualität. Im Folgenden werden die zentralen Vorteile detailliert dargestellt.

4.1 Förderung von Selbstbestimmung und Autonomie

Ein Hauptziel der Unterstützten Kommunikation ist es, Menschen die Möglichkeit zu geben, ihre eigenen Wünsche, Meinungen und Bedürfnisse auszudrücken. Dies stärkt ihre Selbstbestimmung und ermöglicht ihnen, aktiv über ihr Leben zu entscheiden.

- **Selbstbestimmung im Alltag:**
    - Mit Hilfe von UK können Menschen selbst Entscheidungen treffen, z. B. welche Kleidung sie tragen, was sie essen oder wie sie ihren Tag gestalten möchten.
    - Dies gibt ihnen ein Gefühl von Kontrolle und Eigenständigkeit.

- **Beteiligung an wichtigen Entscheidungen:**
    - Menschen, die sonst sprachlos bleiben würden, können über UK bei wichtigen Themen wie der Wohnsituation, Therapieoptionen oder ihrem sozialen Umfeld mitreden.

4.2 Verbesserung der sozialen Teilhabe

Kommunikation ist der Schlüssel zu sozialer Interaktion. UK ermöglicht es, Barrieren abzubauen und Menschen in die Gemeinschaft einzubinden.

- **Interaktion mit der Familie**:
    - Eltern, Geschwister und andere Angehörige können durch UK leichter mit der betroffenen Person kommunizieren. Dies fördert die emotionalen Bindungen und stärkt den familiären Zusammenhalt.
- **Freundschaften und Freizeitgestaltung**:
    - UK erleichtert es, Freundschaften zu schließen und zu pflegen, da sich Menschen über Symbole, Apps oder andere Hilfsmittel verständlich machen können.
    - Auch in Gruppenaktivitäten, wie Sport oder Kunstprojekten, können Betroffene besser integriert werden.
- **Integration in Bildung und Beruf**:
    - In Schulen und Arbeitsumgebungen ermöglicht UK die aktive Teilnahme, sei es durch Symboltafeln, Sprachcomputer oder andere Lösungen. Dies erleichtert nicht nur das Lernen, sondern fördert auch die soziale Akzeptanz und Inklusion.

4.3 Emotionale Ausdrucksmöglichkeiten

Menschen ohne Lautsprache haben oft Schwierigkeiten, ihre Gefühle zu teilen. Unterstützte Kommunikation bietet ihnen ein Ventil, um Emotionen und Stimmungen auszudrücken.

- **Vermeidung von Frustration:**
    - UK reduziert die Frustration, die entsteht, wenn Wünsche oder Bedürfnisse nicht verstanden werden.
    - Dies führt zu einer entspannteren und harmonischeren Interaktion mit der Umwelt.
- **Teilen von Freude und Trauer:**
    - Die Möglichkeit, positive wie negative Emotionen mitzuteilen, hilft den Betroffenen, sich verstanden und akzeptiert zu fühlen.
- **Selbstwertgefühl stärken:**
    - Menschen, die sich durch UK ausdrücken können, entwickeln oft ein stärkeres Selbstbewusstsein, da sie erleben, dass sie gehört und ernst genommen werden.

4.4 Unterstützung der kognitiven Entwicklung

Die Nutzung von Unterstützter Kommunikation kann auch die kognitive Entwicklung fördern, insbesondere bei Kindern oder Menschen mit Lernschwierigkeiten.

- **Förderung von Sprachverständnis:**
    - Der Einsatz von Symbolen, Bildern oder Gebärden hilft, sprachliche Konzepte zu verstehen und aufzubauen.
- **Stärkung von Problemlösungsfähigkeiten:**

- o UK-Hilfsmittel fördern kreatives Denken und die Fähigkeit, Situationen zu analysieren und passende Antworten zu finden.

- **Verbesserung der Konzentration und Aufmerksamkeit**:
  - o Die aktive Nutzung von Kommunikationshilfen trainiert die Fähigkeit, sich auf eine Aufgabe oder Interaktion zu fokussieren.

4.5 Verbesserung der Lebensqualität

UK hat einen direkten Einfluss auf die Lebensqualität der betroffenen Personen, da sie ihnen mehr Kontrolle und Zufriedenheit im Alltag ermöglicht.

- **Erleichterung im Alltag**:
  - o Durch die Möglichkeit, Wünsche und Bedürfnisse direkt mitzuteilen, werden Betroffene weniger auf andere angewiesen. Dies entlastet sowohl die betroffene Person als auch ihre Angehörigen.

- **Teilnahme am gesellschaftlichen Leben**:
  - o Ob im Kino, in der Kirche oder beim Einkaufen – UK ermöglicht es, aktiv an öffentlichen und kulturellen Veranstaltungen teilzunehmen.

- **Langfristige Perspektiven**:
  - o Menschen mit Zugang zu UK entwickeln oft langfristige Ziele, z. B. in Bezug auf Bildung, Beruf oder persönliche Interessen, die ohne Kommunikation unerreichbar wären.

4.6 Entlastung des Umfelds

Nicht nur die betroffene Person profitiert von UK, sondern auch deren soziales Umfeld. Angehörige, Lehrer, Pflegekräfte und Therapeuten werden durch die besseren Kommunikationsmöglichkeiten entlastet.

- **Reduktion von Missverständnissen**:
    - Angehörige müssen weniger raten, was die betroffene Person möchte, da diese klarer kommunizieren kann.
- **Verbesserte Beziehungsgestaltung**:
    - Klarere Kommunikation führt zu harmonischeren Beziehungen, da Konflikte und Frustrationen reduziert werden.
- **Förderung von Unabhängigkeit**:
    - Betroffene benötigen weniger Unterstützung, da sie durch UK eigenständiger agieren können.

4.7 Förderung der gesellschaftlichen Inklusion

UK trägt dazu bei, gesellschaftliche Barrieren abzubauen und die Inklusion von Menschen mit Behinderungen zu fördern.

- **Abbau von Vorurteilen**:
    - Wenn Menschen mit Behinderungen sich ausdrücken können, werden sie als aktive Mitglieder der Gesellschaft wahrgenommen.
- **Chancengleichheit**:
    - Unterstützte Kommunikation ermöglicht es, Zugang zu Bildung, Arbeit und

Freizeitangeboten zu erhalten, was die Gleichberechtigung stärkt.

Fazit

Die Vorteile der Unterstützten Kommunikation sind weitreichend und betreffen sowohl die betroffenen Personen selbst als auch deren Umfeld. UK ermöglicht Selbstbestimmung, verbessert soziale Teilhabe, stärkt die kognitive Entwicklung und erhöht die Lebensqualität. Gleichzeitig reduziert sie Frustration und Barrieren, was sowohl die Kommunikation als auch die Inklusion fördert. Letztendlich zeigt sich, dass Unterstützte Kommunikation mehr ist als ein Hilfsmittel – sie ist ein Schlüssel zu einem erfüllten, selbstbestimmten Leben.

4. Vorteile der Unterstützten Kommunikation

Unterstützte Kommunikation (UK) eröffnet Menschen mit eingeschränkten oder fehlenden Möglichkeiten zur Lautsprache zahlreiche Chancen und Möglichkeiten. Ihre Vorteile reichen weit über die reine Übermittlung von Informationen hinaus und betreffen alle Lebensbereiche – von der sozialen Teilhabe über die Förderung von Autonomie bis hin zur Verbesserung der Lebensqualität. Im Folgenden werden die zentralen Vorteile detailliert dargestellt.

4.1 Förderung von Selbstbestimmung und Autonomie

Ein Hauptziel der Unterstützten Kommunikation ist es, Menschen die Möglichkeit zu geben, ihre eigenen Wünsche, Meinungen und Bedürfnisse auszudrücken. Dies stärkt ihre Selbstbestimmung und ermöglicht ihnen, aktiv über ihr Leben zu entscheiden.

- **Selbstbestimmung im Alltag**:
    - Mit Hilfe von UK können Menschen selbst Entscheidungen treffen, z. B. welche Kleidung sie tragen, was sie essen oder wie sie ihren Tag gestalten möchten.
    - Dies gibt ihnen ein Gefühl von Kontrolle und Eigenständigkeit.
- **Beteiligung an wichtigen Entscheidungen**:
    - Menschen, die sonst sprachlos bleiben würden, können über UK bei wichtigen Themen wie der Wohnsituation, Therapieoptionen oder ihrem sozialen Umfeld mitreden.

4.2 Verbesserung der sozialen Teilhabe

Kommunikation ist der Schlüssel zu sozialer Interaktion. UK ermöglicht es, Barrieren abzubauen und Menschen in die Gemeinschaft einzubinden.

- **Interaktion mit der Familie**:
    - Eltern, Geschwister und andere Angehörige können durch UK leichter mit der betroffenen Person kommunizieren. Dies fördert die emotionalen Bindungen und stärkt den familiären Zusammenhalt.
- **Freundschaften und Freizeitgestaltung**:

- UK erleichtert es, Freundschaften zu schließen und zu pflegen, da sich Menschen über Symbole, Apps oder andere Hilfsmittel verständlich machen können.
- Auch in Gruppenaktivitäten, wie Sport oder Kunstprojekten, können Betroffene besser integriert werden.

- **Integration in Bildung und Beruf**:
    - In Schulen und Arbeitsumgebungen ermöglicht UK die aktive Teilnahme, sei es durch Symboltafeln, Sprachcomputer oder andere Lösungen. Dies erleichtert nicht nur das Lernen, sondern fördert auch die soziale Akzeptanz und Inklusion.

4.3 Emotionale Ausdrucksmöglichkeiten

Menschen ohne Lautsprache haben oft Schwierigkeiten, ihre Gefühle zu teilen. Unterstützte Kommunikation bietet ihnen ein Ventil, um Emotionen und Stimmungen auszudrücken.

- **Vermeidung von Frustration**:
    - UK reduziert die Frustration, die entsteht, wenn Wünsche oder Bedürfnisse nicht verstanden werden.
    - Dies führt zu einer entspannteren und harmonischeren Interaktion mit der Umwelt.
- **Teilen von Freude und Trauer**:

- Die Möglichkeit, positive wie negative Emotionen mitzuteilen, hilft den Betroffenen, sich verstanden und akzeptiert zu fühlen.

- **Selbstwertgefühl stärken**:
  - Menschen, die sich durch UK ausdrücken können, entwickeln oft ein stärkeres Selbstbewusstsein, da sie erleben, dass sie gehört und ernst genommen werden.

4.4 Unterstützung der kognitiven Entwicklung

Die Nutzung von Unterstützter Kommunikation kann auch die kognitive Entwicklung fördern, insbesondere bei Kindern oder Menschen mit Lernschwierigkeiten.

- **Förderung von Sprachverständnis**:
  - Der Einsatz von Symbolen, Bildern oder Gebärden hilft, sprachliche Konzepte zu verstehen und aufzubauen.

- **Stärkung von Problemlösungsfähigkeiten**:
  - UK-Hilfsmittel fördern kreatives Denken und die Fähigkeit, Situationen zu analysieren und passende Antworten zu finden.

- **Verbesserung der Konzentration und Aufmerksamkeit**:
  - Die aktive Nutzung von Kommunikationshilfen trainiert die Fähigkeit, sich auf eine Aufgabe oder Interaktion zu fokussieren.

4.5 Verbesserung der Lebensqualität

UK hat einen direkten Einfluss auf die Lebensqualität der betroffenen Personen, da sie ihnen mehr Kontrolle und Zufriedenheit im Alltag ermöglicht.

- **Erleichterung im Alltag**:
    - Durch die Möglichkeit, Wünsche und Bedürfnisse direkt mitzuteilen, werden Betroffene weniger auf andere angewiesen. Dies entlastet sowohl die betroffene Person als auch ihre Angehörigen.
- **Teilnahme am gesellschaftlichen Leben**:
    - Ob im Kino, in der Kirche oder beim Einkaufen – UK ermöglicht es, aktiv an öffentlichen und kulturellen Veranstaltungen teilzunehmen.
- **Langfristige Perspektiven**:
    - Menschen mit Zugang zu UK entwickeln oft langfristige Ziele, z. B. in Bezug auf Bildung, Beruf oder persönliche Interessen, die ohne Kommunikation unerreichbar wären.

4.6 Entlastung des Umfelds

Nicht nur die betroffene Person profitiert von UK, sondern auch deren soziales Umfeld. Angehörige, Lehrer, Pflegekräfte und Therapeuten werden durch die besseren Kommunikationsmöglichkeiten entlastet.

- **Reduktion von Missverständnissen**:
    - Angehörige müssen weniger raten, was die betroffene Person möchte, da diese klarer kommunizieren kann.
- **Verbesserte Beziehungsgestaltung**:

- - Klarere Kommunikation führt zu harmonischeren Beziehungen, da Konflikte und Frustrationen reduziert werden.
- **Förderung von Unabhängigkeit**:
  - Betroffene benötigen weniger Unterstützung, da sie durch UK eigenständiger agieren können.

4.7 Förderung der gesellschaftlichen Inklusion

UK trägt dazu bei, gesellschaftliche Barrieren abzubauen und die Inklusion von Menschen mit Behinderungen zu fördern.

- **Abbau von Vorurteilen**:
  - Wenn Menschen mit Behinderungen sich ausdrücken können, werden sie als aktive Mitglieder der Gesellschaft wahrgenommen.

- **Chancengleichheit**:
  - Unterstützte Kommunikation ermöglicht es, Zugang zu Bildung, Arbeit und Freizeitangeboten zu erhalten, was die Gleichberechtigung stärkt.

Fazit

Die Vorteile der Unterstützten Kommunikation sind weitreichend und betreffen sowohl die betroffenen Personen selbst als auch deren Umfeld. UK ermöglicht Selbstbestimmung, verbessert soziale Teilhabe, stärkt die kognitive Entwicklung und erhöht die Lebensqualität. Gleichzeitig reduziert sie Frustration und Barrieren, was sowohl die Kommunikation als auch die Inklusion fördert. Letztendlich zeigt sich, dass Unterstützte Kommunikation mehr ist als ein Hilfsmittel – sie ist ein Schlüssel zu einem erfüllten, selbstbestimmten Leben.

Zielgruppen und Anwendungsbereiche der Unterstützten Kommunikation aus Sicht eines Schulbegleiters

Für Schulbegleiter spielen Zielgruppen und Anwendungsbereiche der Unterstützten Kommunikation (UK) eine zentrale Rolle. Ihre Aufgabe besteht darin, Schüler:innen mit besonderen Bedürfnissen im schulischen Alltag zu unterstützen und ihnen eine aktive Teilnahme am Unterricht sowie am sozialen Leben der Schule zu ermöglichen. Der Einsatz von UK ist dabei ein essenzielles Hilfsmittel, um Kommunikation und Interaktion zu fördern. Im Folgenden wird dargestellt, wie Schulbegleiter mit verschiedenen Zielgruppen arbeiten und welche Herangehensweisen geeignet sind.

1. Zielgruppen im schulischen Kontext

Die Zielgruppen, die UK im schulischen Umfeld nutzen, umfassen Schüler:innen mit unterschiedlichen Herausforderungen und Unterstützungsbedarfen. Zu den häufigsten Zielgruppen gehören:

1. **Kinder mit Autismus-Spektrum-Störung (ASS)**
   - Viele Kinder mit ASS haben Schwierigkeiten, soziale und sprachliche Signale zu verstehen oder eigene Bedürfnisse klar auszudrücken.
   - Häufig meiden sie den Blickkontakt, was nonverbale Kommunikation erschwert.

Beispiel:
Ein Schüler mit Autismus hat Schwierigkeiten, mitzuteilen, dass er eine Pause braucht, wenn er überfordert ist. Mithilfe eines visuellen Kommunikationssystems (z. B. Symbolkarten oder einer App mit Piktogrammen) kann er auf eine Karte zeigen, die „Pause" anzeigt.

Herangehensweise:
   - Einführung von klar strukturierten, visuellen Hilfsmitteln wie PECS (Picture Exchange Communication System).
   - Verwendung von Social Stories oder Kommunikationskarten, um den Schüler beim Verstehen sozialer Abläufe zu unterstützen.
   - Geduldige Wiederholung und Verstärkung der Kommunikation durch Belohnung positiver Interaktionen.

2. **Schüler:innen mit körperlichen Einschränkungen**

- Kinder mit schweren körperlichen Behinderungen, z. B. durch eine frühkindliche Hirnschädigung (Zerebralparese), haben oft eingeschränkte Möglichkeiten, Lautsprache oder Schriftsprache zu nutzen.

Beispiel:
Eine Schülerin mit Zerebralparese kann aufgrund motorischer Einschränkungen weder sprechen noch schreiben. Sie verwendet einen Sprachcomputer mit Eye-Tracking-Technologie, um ihre Antworten im Unterricht zu geben.

Herangehensweise:
- Unterstützung bei der Bedienung des Sprachcomputers und Anpassung an die individuellen Bedürfnisse der Schülerin.
- Enge Zusammenarbeit mit Therapeuten und Lehrkräften, um sicherzustellen, dass das Gerät auch im Unterricht sinnvoll integriert wird.
- Förderung von kleinen Erfolgserlebnissen, z. B. durch das gezielte Eingeben kurzer Antworten oder das Stellen von Fragen.

3. **Kinder mit intellektuellen Beeinträchtigungen**
   - Schüler:innen mit geistiger Behinderung können oft nicht auf Lautsprache zurückgreifen oder haben ein eingeschränktes Sprachverständnis.

Beispiel:
Ein Schüler mit Down-Syndrom hat einen begrenzten Wortschatz und versteht abstrakte Konzepte nur schwer.

Er nutzt eine Symboltafel, um seine Wünsche auszudrücken, z. B. bei der Wahl zwischen verschiedenen Aktivitäten.

Herangehensweise:

- Einsatz von leicht verständlichen Symbolen oder Bildern, die dem Entwicklungsstand des Kindes entsprechen.
- Integration der Kommunikationshilfen in den Unterricht, z. B. bei Gruppenarbeiten oder bei der Präsentation von Ergebnissen.
- Regelmäßige Übung von Kommunikationssituationen, um die Selbstständigkeit zu fördern.

4. Schüler:innen mit erworbenen Einschränkungen

- Kinder, die durch Unfälle, Krankheiten oder Traumata Sprach- oder Motorikfähigkeiten verloren haben, benötigen UK zur Wiedereingliederung in den Schulalltag.

Beispiel:
Ein Schüler, der nach einem Schädel-Hirn-Trauma nicht mehr sprechen kann, verwendet eine App mit Text-to-Speech-Funktion, um mit Lehrkräften und Mitschüler:innen zu kommunizieren.

Herangehensweise:

- Unterstützung bei der Nutzung technischer Hilfsmittel, die die Wiederherstellung der Kommunikation erleichtern.
- Individuelle Anpassung der UK-Lösungen an den Fortschritt in der Rehabilitation.

- Motivation des Schülers, durch regelmäßige Erfolgserlebnisse Vertrauen in die Hilfsmittel zu entwickeln.

2. Anwendungsbereiche im schulischen Alltag

Die Unterstützte Kommunikation lässt sich in vielen Bereichen des schulischen Lebens gezielt einsetzen:

1. **Unterrichtssituationen**
   - Schüler:innen können mithilfe von UK aktiv am Unterricht teilnehmen, z. B. Fragen stellen, Antworten geben oder sich an Diskussionen beteiligen.
   - Beispiele:
     - Einsatz von Sprachcomputern, die vorbereitete Antworten oder Fragen enthalten.
     - Verwendung von Symboltafeln, um die Reihenfolge von Aufgaben zu verstehen.

2. **Pausen und Freizeit**
   - Kommunikation in sozialen Situationen ist für Schüler:innen oft besonders herausfordernd. UK hilft, Kontakte zu knüpfen und Konflikte zu lösen.
   - Beispiele:
     - Eine Schülerin mit Sprachcomputer fragt ihre Mitschüler, ob sie mitspielen darf.

- Ein Schüler mit einer Symboltafel zeigt auf das Bild für „Fußball", um seinen Wunsch auszudrücken.

3. **Förderung von Selbstständigkeit**
   - UK erleichtert es Schüler:innen, eigenständige Entscheidungen zu treffen und ihren Alltag selbst zu gestalten.
   - Beispiele:
     - Ein Schüler wählt über eine Kommunikations-App das Essen in der Mensa aus.
     - Eine Schülerin zeigt mithilfe von Symbolkarten, dass sie auf die Toilette gehen möchte.

4. **Übergänge und Rituale**
   - Strukturierte Kommunikation ist besonders wichtig, um Übergänge (z. B. zwischen Unterricht und Pause) zu gestalten.
   - Beispiele:
     - Verwendung von visuellen Zeitplänen, um den Tagesablauf zu erklären.
     - Einsatz von Gebärden oder Symbolen, um auf Aktivitäten hinzuweisen.

3. Rolle des Schulbegleiters bei der Umsetzung von UK

Schulbegleiter spielen eine zentrale Rolle bei der erfolgreichen Anwendung von Unterstützter Kommunikation:

1. **Beobachtung und Einschätzung**
   - Der Schulbegleiter beobachtet die individuellen Fähigkeiten des Schülers und passt die UK-Methoden entsprechend an.

2. **Einführung und Übung**
   - Er unterstützt die Einführung neuer Hilfsmittel und übt deren Verwendung regelmäßig mit dem Schüler.

3. **Kooperation mit Lehrkräften und Eltern**
   - Der Schulbegleiter arbeitet eng mit dem Lehrpersonal, den Eltern und anderen

Fachkräften (z. B. Logopäden) zusammen, um die UK in allen Lebensbereichen zu integrieren.

4. **Motivation und emotionale Unterstützung**
    - Er ermutigt den Schüler, die Kommunikationshilfen aktiv einzusetzen, und gibt Rückmeldung zu Fortschritten, um das Selbstbewusstsein zu stärken.

5. **Anpassung und Flexibilität**
    - Der Schulbegleiter passt die UK-Lösungen an veränderte Bedürfnisse oder Fortschritte des Schülers an, z. B. durch die Einführung neuer Symbole oder Funktionen.

Fazit

Für Schulbegleiter bietet die Unterstützte Kommunikation eine unverzichtbare Grundlage, um Schüler:innen mit besonderen Bedürfnissen aktiv in den Schulalltag einzubinden. Durch individuell angepasste Hilfsmittel und gezielte Herangehensweisen können sie die Kommunikation, die soziale Teilhabe und die Selbstständigkeit der Schüler:innen fördern. Gleichzeitig ist die Zusammenarbeit mit Lehrkräften, Eltern und Fachkräften entscheidend, um den Einsatz von UK erfolgreich zu gestalten und auf die individuellen Bedürfnisse der Schüler:innen einzugehen.

Methoden und Werkzeuge der Unterstützten Kommunikation aus Sicht eines Schulbegleiters

Die Rolle eines Schulbegleiters umfasst nicht nur die direkte Unterstützung von Schüler:innen im Schulalltag, sondern auch die Implementierung und Anwendung von

Methoden und Werkzeugen der Unterstützten Kommunikation (UK). UK bietet eine Vielzahl von Hilfsmitteln, die speziell darauf ausgelegt sind, die kommunikativen Fähigkeiten von Schüler:innen mit sprachlichen, motorischen oder kognitiven Einschränkungen zu fördern und zu unterstützen. Der Schulbegleiter ist dabei oft die Schnittstelle, die sicherstellt, dass diese Hilfsmittel effektiv eingesetzt und an die Bedürfnisse der Schüler:innen angepasst werden.

1. Methoden der Unterstützten Kommunikation

Es gibt eine Vielzahl von Methoden, die im schulischen Kontext zur Unterstützung der Kommunikation eingesetzt werden. Diese Methoden können je nach den individuellen Bedürfnissen der Schüler:innen ausgewählt und kombiniert werden. Die wichtigsten Methoden sind:

1.1. Bildgestützte Kommunikation

Bildgestützte Kommunikation ist eine Methode, bei der visuelle Symbole (z.B. Bilder, Piktogramme, Fotografien) verwendet werden, um Nachrichten zu übermitteln. Diese Methode ist besonders geeignet für Schüler:innen, die Schwierigkeiten haben, gesprochene oder geschriebene Sprache zu verstehen oder zu produzieren.

- **Beispiel:** Ein Schüler mit einer geistigen Beeinträchtigung verwendet eine Kommunikationskarte mit Symbolen, um zu zeigen, was er tun möchte (z. B. "spielen", "essen", "toilette").
- **Herangehensweise:** Der Schulbegleiter zeigt dem Schüler regelmäßig, wie er mit den Bildern auf der Tafel oder den Karten auf seine Wünsche oder Bedürfnisse hinweisen kann. Der Begleiter fördert die Nutzung durch gezielte Übungen und

Wiederholungen im Alltag (z. B. im Unterricht oder in der Pause).

1.2. Gebärdensprache und Gebärdenunterstützte Kommunikation (GUK)

Gebärdensprache ist eine visuelle Methode zur Kommunikation, die vor allem für gehörlose oder schwerhörige Schüler:innen von Bedeutung ist. Gebärdenunterstützte Kommunikation (GUK) nutzt eine Kombination aus Gebärden und Lautsprache, um die Kommunikation zu fördern.

- **Beispiel:** Ein gehörloser Schüler verwendet einfache Gebärden, um auf Dinge zu reagieren oder Fragen zu stellen (z. B. „Hunger", „durstig", „bitte").
- **Herangehensweise:** Der Schulbegleiter arbeitet eng mit dem Schüler zusammen, um wichtige Gebärden in alltäglichen Situationen zu vermitteln und zu wiederholen. Der Begleiter sollte regelmäßig mit dem Schüler üben und auch die Lehrkräfte für die Gebärdensprache sensibilisieren.

1.3. Unterstützte Schriftsprachkommunikation

Diese Methode setzt auf den Einsatz von Schrift, wobei Schüler:innen mit motorischen Einschränkungen mithilfe von Hilfsmitteln (z. B. Tablets oder speziell adaptierte Tastaturen) die Schrift nutzen können. Es kann auch die Verwendung von alternativen Tastaturen oder Schrifterkennungssoftware beinhalten.

- **Beispiel:** Ein Schüler mit einer körperlichen Beeinträchtigung nutzt eine adaptive Tastatur, um Texte zu verfassen oder in digitalen Lernplattformen zu interagieren.
- **Herangehensweise:** Der Schulbegleiter hilft dem Schüler, die Schreibtechniken zu erlernen und

regelmäßig zu üben, um das Schreiben zu erleichtern. Die Anpassung von Geräten und Software, die eine barrierefreie Nutzung ermöglichen, spielt eine wichtige Rolle.

1.4. Sprachcomputer und Kommunikationsgeräte

Sprachcomputer oder Kommunikationsgeräte sind elektronische Hilfsmittel, die Schüler:innen mit motorischen und sprachlichen Einschränkungen helfen, ihre Kommunikation zu verbessern. Diese Geräte sind oft mit Software ausgestattet, die es den Nutzern ermöglicht, durch Drücken von Tasten oder durch Augenbewegungen (bei schwersten motorischen Einschränkungen) Wörter oder ganze Sätze zu generieren.

- **Beispiel:** Ein Schüler mit einer schweren körperlichen Beeinträchtigung (z. B. durch eine Zerebralparese) verwendet ein Kommunikationsgerät, das durch Augenbewegungen gesteuert wird, um Sätze zu bilden und mit den Lehrkräften und Mitschüler:innen zu kommunizieren.

- **Herangehensweise:** Der Schulbegleiter muss sicherstellen, dass das Gerät regelmäßig aktualisiert wird und den individuellen Bedürfnissen des Schülers entspricht. Es ist wichtig, den Schüler zu unterstützen, die Funktionsweise des Geräts zu verstehen und regelmäßig zu üben, damit der Schüler mit den Mitschülern aktiv kommunizieren kann.

1.5. Touchscreen-Technologien und Apps

Moderne Tablets und Apps bieten benutzerfreundliche, visuelle Kommunikationshilfen. Viele Apps ermöglichen die Nutzung von Piktogrammen, Symbolen oder Text-to-Speech-Funktionen. Diese Methoden sind besonders nützlich, weil sie flexibel einsetzbar und oft einfach anzupassen sind.

- **Beispiel:** Ein Schüler nutzt eine App, die Piktogramme enthält, um Wünsche zu äußern oder Entscheidungen zu treffen, wie z. B. "Ich möchte malen" oder "Ich brauche Hilfe".

- **Herangehensweise:** Der Schulbegleiter hilft dem Schüler, die für ihn passende App auszuwählen und zeigt ihm, wie er diese im Alltag nutzen kann. Dabei sollte die App regelmäßig überprüft und an die Bedürfnisse des Schülers angepasst werden, um eine langfristige Nutzung sicherzustellen.

2. Werkzeuge der Unterstützten Kommunikation

Die Werkzeuge, die zur Unterstützten Kommunikation eingesetzt werden, reichen von einfachen Hilfsmitteln wie Symbolkarten bis hin zu komplexeren technischen Geräten. Der Schulbegleiter muss sicherstellen, dass die Werkzeuge entsprechend der Bedürfnisse und Fähigkeiten des Schülers ausgewählt und eingesetzt werden.

2.1. Kommunikations- und Symbolkarten

Diese Karten sind eine einfache und effektive Methode, um die Kommunikation zu unterstützen. Sie enthalten Bilder oder Symbole, die den Schüler:innen helfen, ihre Wünsche und Bedürfnisse auszudrücken.

- **Beispiel:** Ein Schüler verwendet eine Kommunikationskarte, um zu zeigen, dass er Hilfe benötigt oder dass er Hunger hat. Er zeigt auf das Bild eines Sandwichs oder einer Trinkflasche.

- **Herangehensweise:** Der Schulbegleiter sollte sicherstellen, dass die Karten leicht zugänglich sind und regelmäßig im Unterricht oder im Alltag verwendet werden. Der Schulbegleiter kann die Karten auch individuell anpassen und erweitern, um spezifische Bedürfnisse des Schülers zu berücksichtigen.

2.2. Sprachcomputersysteme und Voice Output Communication Aids (VOCA)

Sprachcomputersysteme oder VOCA-Geräte sind speziell dafür entwickelt, Sprachfunktionen zu ersetzen oder zu ergänzen. Diese Geräte erzeugen Sprache auf Basis von eingegebenen Wörtern, Phrasen oder Symbolen. Sie sind besonders für Schüler:innen mit motorischen Einschränkungen geeignet, die nicht in der Lage sind, selbst zu sprechen.

- **Beispiel:** Ein Schüler mit einer neurologischen Erkrankung wie ALS nutzt ein Sprachgerät, das durch Augenbewegungen gesteuert wird, um gesprochene Sprache zu erzeugen.

- **Herangehensweise:** Der Schulbegleiter hilft dabei, das Gerät an den Schüler anzupassen und den Umgang damit zu üben. Dabei ist es wichtig, sicherzustellen, dass der Schüler nicht überfordert wird und schrittweise lernt, das Gerät effektiv zu nutzen.

2.3. Tablets und Apps zur Kommunikationsunterstützung

Tablets und Apps bieten eine flexiblere Möglichkeit, Kommunikation zu unterstützen. Sie ermöglichen die Nutzung von Bildsymbolen, Text-to-Speech-Software oder sogar direkter Sprachgenerierung.

- **Beispiel:** Ein Schüler mit einer Lernbehinderung verwendet ein Tablet mit einer App, die ihm hilft, Fragen im Unterricht zu stellen oder sich zu äußern.

- **Herangehensweise:** Der Schulbegleiter unterstützt den Schüler beim Bedienen des Tablets, hilft beim Navigieren durch die App und sorgt dafür, dass das Gerät bei Bedarf an das Lernumfeld und die täglichen Anforderungen des Schülers angepasst wird.

3. Herangehensweisen und Unterstützung durch den Schulbegleiter

- **Individuelle Anpassung:** Der Schulbegleiter stellt sicher, dass die Methoden und Werkzeuge der UK auf die individuellen Bedürfnisse und Fähigkeiten des Schülers angepasst sind. Dies erfordert eine kontinuierliche Beobachtung und regelmäßige Anpassung der Hilfsmittel.

- **Förderung von Selbstständigkeit:** Der Schulbegleiter unterstützt die Schüler:innen nicht nur beim Gebrauch der Hilfsmittel, sondern fördert auch ihre Eigenständigkeit und Selbstbestimmung, indem er die Nutzung der UK-Methoden in den Schulalltag integriert.

- **Zusammenarbeit mit Lehrkräften und Therapeuten:** Der Schulbegleiter arbeitet eng mit den Lehrkräften und eventuell auch mit Therapeuten zusammen, um sicherzustellen, dass UK-Methoden kohärent eingesetzt werden. Dies schließt auch die Einbeziehung der Eltern ein, damit UK auch zu Hause unterstützt wird.

Fazit

Als Schulbegleiter ist es entscheidend, die verschiedenen Methoden und Werkzeuge der Unterstützten Kommunikation zu verstehen und individuell auf die

Bedürfnisse der Schüler:innen anzuwenden. Durch den gezielten Einsatz von UK können Schüler:innen mit sprachlichen, motorischen oder kognitiven Einschränkungen aktiv am Unterricht und sozialen Leben teilhaben. Die regelmäßige Anpassung der Methoden und die enge Zusammenarbeit mit dem gesamten pädagogischen Team sind unerlässlich, um den Schüler:innen die bestmögliche Unterstützung zu bieten.

Praxisbeispiele der Unterstützten Kommunikation und der Umgang eines Schulbegleiters

Als Schulbegleiter:in ist es wichtig, die unterschiedlichen Hilfsmittel und Methoden der Unterstützten Kommunikation (UK) praxisorientiert und an die individuellen Bedürfnisse der Schüler:innen anzupassen. Im Folgenden sind praxisnahe Beispiele aus dem schulischen Alltag aufgeführt, bei denen der Einsatz von UK besonders wichtig ist. Es wird auch erläutert, wie der Schulbegleiter mit diesen Situationen umgehen sollte.

1. Kommunikation durch Piktogramme und Symbolkarten

Beispiel:
Ein Schüler mit einer geistigen Behinderung (z.B. Down-Syndrom) hat einen eingeschränkten Wortschatz und versteht abstrakte Konzepte nur schwer. Um ihm zu ermöglichen, im Alltag mitzuteilen, was er möchte oder braucht, wird ihm eine Symboltafel zur Verfügung gestellt, die gängige Piktogramme enthält (z. B. für „essen", „trinken", „Pause", „Hilfe").

Herangehensweise des Schulbegleiters:

- **Regelmäßige Übung:** Der Schulbegleiter hilft dem Schüler, die Symbolkarten in verschiedenen Situationen zu verwenden. Zum Beispiel zeigt der Schüler das Symbol für „Pause", wenn er eine Auszeit braucht.

- **Individuelle Anpassung:** Der Schulbegleiter sorgt dafür, dass die Symbolkarten regelmäßig aktualisiert und an die Bedürfnisse des Schülers angepasst werden. Es kann sinnvoll sein, die Symbole auf die konkreten Gegebenheiten des Unterrichts oder der Tagesstruktur anzupassen.

- **Ermutigung:** Der Schulbegleiter fördert den Schüler aktiv dazu, die Karten selbständig zu verwenden und zeigt ihm, wie er die Symbole in unterschiedlichen Kontexten einsetzen kann, z. B. im Klassenzimmer oder in der Pause.

2. Gebärdensprache und Gebärdenunterstützte Kommunikation (GUK)

Beispiel:
Ein gehörloser Schüler verwendet Gebärdensprache, um mit anderen zu kommunizieren. Der Schulbegleiter hat grundlegende Gebärdenkenntnisse und arbeitet mit dem Schüler sowie der Klasse zusammen, um sicherzustellen, dass die Kommunikation barrierefrei ist.

Herangehensweise des Schulbegleiters:

- **Vermittlung von Gebärden:** Der Schulbegleiter hilft dem Schüler, alltägliche Gebärden zu lernen, und fördert die Mitschüler:innen, einfache Gebärden zu erlernen, um die Kommunikation zu erleichtern (z. B. „bitte", „danke", „Frage", „ja", „nein").

- **Integration in den Unterricht:** Der Schulbegleiter achtet darauf, dass der Schüler aktiv am Unterricht teilnimmt und bei Bedarf unterstützt wird. Er sorgt dafür, dass das Lehrpersonal und die Mitschüler:innen Gebärden oder andere visuelle Hilfsmittel verwenden, um mit dem Schüler zu kommunizieren.

- **Kommunikationshilfen im Unterricht:** Der Schulbegleiter sorgt dafür, dass der Schüler ein geeignetes Hilfsmittel zur Unterstützung seiner Kommunikation im Klassenzimmer hat, wie z. B. ein Gebärdensprach-Übersetzer (bei komplexeren Inhalten) oder eine Gebärden-App.

3. Sprachcomputer und Kommunikationsgeräte (VOCA)

Beispiel:
Ein Schüler mit einer schweren körperlichen Behinderung (z. B. Zerebralparese) kann aufgrund seiner eingeschränkten motorischen Fähigkeiten nicht sprechen. Er nutzt ein Sprachcomputersystem, das mit einer speziellen Tastatur oder einem Touchscreen bedient wird, um seine Wünsche und Bedürfnisse auszudrücken. Der Schüler zeigt mit einem Pointer oder mithilfe eines Augensteuerungssystems auf Symbole, die zu vollständigen Sätzen führen.

Herangehensweise des Schulbegleiters:

- **Technische Unterstützung:** Der Schulbegleiter sorgt dafür, dass das Sprachcomputersystem regelmäßig funktioniert und an die Bedürfnisse des Schülers angepasst ist. Dazu gehört auch, dass der

Schulbegleiter bei technischen Problemen schnell eingreift, damit der Schüler jederzeit kommunizieren kann.

- **Förderung der Nutzung:** Der Schulbegleiter hilft dem Schüler, die Bedienung des Systems zu üben. Dies kann durch gezielte Übungen wie das Stellen von Fragen oder das Erstellen von Sätzen geschehen.

- **Zusammenarbeit mit Fachkräften:** Der Schulbegleiter arbeitet eng mit Therapeuten und Logopäden zusammen, um sicherzustellen, dass die Geräte optimal auf den Schüler abgestimmt sind. Eine kontinuierliche Anpassung des Systems ist oft notwendig, um den Fortschritt des Schülers zu berücksichtigen.

4. Tablet-basierte Kommunikations-Apps

Beispiel:
Ein Schüler mit einer Sprachstörung nutzt eine Tablet-basierte App wie „Proloquo2Go" oder „LAMP Words for Life", um zu kommunizieren. Diese App nutzt Symbole, die mit Wörtern und Sätzen verbunden sind, um eine gesprochene Antwort zu erzeugen.

Herangehensweise des Schulbegleiters:

- **App-Auswahl und Anpassung:** Der Schulbegleiter sorgt dafür, dass die richtige App für den Schüler ausgewählt wird, die sowohl seinen Sprach- als auch Motorikfähigkeiten gerecht wird. Die App sollte regelmäßig angepasst werden, um den Wortschatz zu erweitern.

- **Unterstützung bei der Bedienung:** Der Schulbegleiter zeigt dem Schüler, wie er mit der App kommunizieren kann, und unterstützt ihn beim

Umgang mit dem Tablet. Dabei wird darauf geachtet, dass der Schüler durch positive Rückmeldungen ermutigt wird, die App aktiv zu nutzen.

- **Förderung der sozialen Kommunikation:** Der Schulbegleiter nutzt die App, um den Schüler aktiv in Gespräche einzubinden. Dies kann z. B. durch die Kommunikation mit Mitschüler:innen oder Lehrkräften geschehen, indem der Schüler Fragen stellt oder seine Meinungen äußert.

---

5. Text-to-Speech-Technologie

Beispiel:
Ein Schüler mit einer Lese-Rechtschreib-Störung (Legasthenie) nutzt eine Text-to-Speech-Software, um Text passiv anzuhören und somit seine Lesefähigkeiten zu verbessern oder um Aufgaben wie das Schreiben von Aufsätzen zu erleichtern.

Herangehensweise des Schulbegleiters:

- **Schulung im Umgang mit der Technologie:** Der Schulbegleiter zeigt dem Schüler, wie er die Text-to-Speech-Technologie effektiv nutzen kann, z. B. zum Vorlesen von Texten im Unterricht oder zum Verfassen von Aufsätzen. Er erklärt auch, wie der Schüler selbstständig mit der Software arbeiten kann.

- **Integration in den Unterricht:** Der Schulbegleiter sorgt dafür, dass die Software nahtlos in den Unterricht integriert wird. Dabei wird darauf geachtet, dass der Schüler regelmäßig auf die Technologie zugreifen kann, z. B. beim Lesen von Lehrbüchern oder bei der Bearbeitung von Aufgaben.

- **Individualisierte Unterstützung:** Der Schulbegleiter kann zusätzlich durch das Vorlesen von Aufgabenstellungen oder Anweisungen unterstützen und den Schüler so beim Verständnis von Lerninhalten helfen.

6. Kommunikationshilfen für soziale Interaktion

Beispiel:
Ein Schüler mit Autismus hat Schwierigkeiten, soziale Interaktionen zu verstehen und einzuleiten. Der Schulbegleiter nutzt eine Kommunikationshilfe, wie ein „Sozialgeschichten"-Buch oder eine App, die dem Schüler hilft, sich auf soziale Situationen vorzubereiten.

Herangehensweise des Schulbegleiters:

- **Vorbereitung auf soziale Interaktionen:** Der Schulbegleiter arbeitet mit dem Schüler zusammen, um soziale Szenarien zu üben. Dies kann durch die Verwendung von „Sozialgeschichten" erfolgen, die dem Schüler erklären, wie er in bestimmten Situationen angemessen reagieren kann (z. B.

„Was mache ich, wenn ich einen Mitschüler nach der Meinung frage?").

- **Förderung durch Rollenspiele:** Der Schulbegleiter setzt Rollenspiele ein, um dem Schüler soziale Fähigkeiten beizubringen. Hierbei kann der Schulbegleiter als Gesprächspartner fungieren oder Mitschüler:innen in das Spiel einbeziehen.
- **Visuelle Hilfsmittel:** Der Schulbegleiter stellt sicher, dass der Schüler über visuelle Hilfsmittel (z. B. Symbole oder Karten) seine Bedürfnisse und Wünsche klar ausdrücken kann. Dies könnte beispielsweise ein Symbol für „Hilfe brauchen" oder „Bitte sprechen" sein.

Fazit:

Der Schulbegleiter ist in der Praxis ein unverzichtbarer Partner, um den Einsatz von Unterstützter Kommunikation im Schulalltag erfolgreich umzusetzen. Durch die enge Zusammenarbeit mit den Schüler:innen, Lehrkräften und weiteren Fachkräften wie Logopäden oder Therapeuten kann der Schulbegleiter die Kommunikation der Schüler:innen fördern und gleichzeitig ihre soziale Teilhabe und Selbstständigkeit stärken. Dabei ist es entscheidend, dass der Schulbegleiter flexibel auf die Bedürfnisse der Schüler:innen eingeht, regelmäßig Anpassungen vornimmt und den Einsatz von UK aktiv in den Alltag integriert.

Bedeutung der Personenzentrierung aus Sicht eines Schulbegleiters

Die **Personenzentrierung** ist ein wesentlicher Bestandteil der Unterstützten Kommunikation (UK) und hat eine zentrale Bedeutung in der Arbeit von Schulbegleitern. Sie bedeutet, dass der Mensch und seine individuellen

Bedürfnisse, Wünsche und Fähigkeiten im Mittelpunkt stehen, wenn es um die Auswahl und den Einsatz von Kommunikationshilfen geht. Dies bedeutet, dass jede Unterstützung zur Kommunikation auf die spezifischen Bedürfnisse und die Persönlichkeit des Schülers abgestimmt werden muss. Ziel ist es, den Schüler in seiner gesamten Persönlichkeit zu respektieren und seine Autonomie zu fördern.

Aus Sicht eines Schulbegleiters bedeutet Personenzentrierung, dass die Kommunikation des Schülers nicht nur als Mittel zur Verständigung betrachtet wird, sondern auch als ein wichtiger Bestandteil seiner Identität und seiner Fähigkeit zur Selbstbestimmung. Der Schulbegleiter ist dabei dafür verantwortlich, eine respektvolle und unterstützende Umgebung zu schaffen, in der der Schüler als eigenständige Person wahrgenommen wird.

Grundprinzipien der Personenzentrierung:

1. **Individuelle Bedürfnisse und Wünsche:** Jeder Schüler hat unterschiedliche Bedürfnisse, Vorlieben und Lernstile. Diese müssen berücksichtigt werden, um die geeigneten Kommunikationshilfsmittel zu finden.

2. **Autonomie und Mitbestimmung:** Der Schüler soll so viel Kontrolle wie möglich über seine Kommunikation und Entscheidungen haben.

3. **Wertschätzung und Respekt:** Der Schulbegleiter sorgt dafür, dass der Schüler nicht nur als „Empfänger" von Unterstützung betrachtet wird, sondern als aktive Person, deren Wünsche und Interessen berücksichtigt werden.

4. **Partizipation:** Der Schüler wird aktiv in die Gestaltung seines Kommunikationsprozesses

einbezogen und soll die Möglichkeit haben, seine eigenen Kommunikationsmethoden zu entwickeln und zu nutzen.

Praktische Beispiele der Personenzentrierung und Herangehensweisen

1. Auswahl und Anpassung von Kommunikationshilfen

Beispiel:
Ein Schüler mit einer schweren sprachlichen Beeinträchtigung (z.B. nach einem Schlaganfall oder bei einer entwicklungsbedingten Sprachstörung) wird in der Kommunikation durch ein Sprachcomputersystem unterstützt. Dabei ist es entscheidend, dass der Schulbegleiter mit dem Schüler und den anderen Fachkräften (z.B. Logopäden) zusammenarbeitet, um das richtige System auszuwählen.

Herangehensweise des Schulbegleiters:

- **Individuelle Bedürfnisse ermitteln:** Der Schulbegleiter führt gemeinsam mit dem Schüler (so weit wie möglich) und den Eltern eine Bedarfsanalyse durch. Dabei werden die Präferenzen des Schülers berücksichtigt, zum Beispiel, ob er lieber mit Symbolen oder mit Wörtern kommunizieren möchte.

- **Testen der Hilfsmittel:** Der Schulbegleiter sorgt dafür, dass verschiedene Kommunikationshilfen ausprobiert werden, um herauszufinden, welche dem Schüler am meisten entspricht. Hierbei ist es wichtig, dass der Schüler aktiv in den Auswahlprozess einbezogen wird (z.B. durch Auswahl von Symbolen, die ihm gefallen oder für ihn intuitiv sind).

- **Anpassung der Hilfsmittel:** Der Schulbegleiter sorgt dafür, dass das Kommunikationssystem kontinuierlich an die Fortschritte des Schülers angepasst wird. Bei einer sprachlichen Entwicklung oder einem Wechsel der Bedürfnisse muss das Hilfsmittel regelmäßig überprüft und eventuell neu konfiguriert werden.

2. Förderung der Selbstbestimmung und Entscheidungsfreiheit

Beispiel:
Ein Schüler mit Autismus hat Schwierigkeiten, seine Bedürfnisse verbal auszudrücken. Um ihm zu ermöglichen, Entscheidungen zu treffen, nutzt der Schulbegleiter ein Kommunikationsbuch mit Symbolen oder eine App auf einem Tablet, die es dem Schüler ermöglicht, auszuwählen, was er möchte (z.B. „essen", „spielen", „lernen").

Herangehensweise des Schulbegleiters:

- **Ermutigung zur Selbstbestimmung:** Der Schulbegleiter fördert den Schüler darin, eigene Entscheidungen zu treffen, indem er ihm regelmäßig Auswahlmöglichkeiten bietet. Dabei kann der Schulbegleiter dem Schüler helfen, zwischen verschiedenen Symbolen zu wählen, z.B. „Möchtest du ein Spiel machen oder eine Pause?"

- **Verstärkung der Wahlmöglichkeiten:** Indem der Schulbegleiter dem Schüler verschiedene Optionen bietet und ihm ausreichend Zeit zur Entscheidungsfindung gibt, wird seine Selbstständigkeit gefördert. Der Schulbegleiter sollte jedoch darauf achten, dass der Schüler nicht überfordert wird und immer nur eine überschaubare Anzahl von Optionen zur Verfügung hat.

- **Respekt vor den Entscheidungen:** Der Schulbegleiter sollte die Entscheidungen des Schülers respektieren und immer darauf eingehen, auch wenn sie von den Erwartungen oder

Wünschen anderer abweichen. Dies stärkt das Gefühl der Autonomie und des Vertrauens des Schülers in seine eigenen Entscheidungen.

3. Integration der Kommunikationsmethoden in den Unterricht

Beispiel:
Ein Schüler mit einer körperlichen Behinderung (z. B. Zerebralparese) nutzt ein Sprachcomputersystem oder eine App auf einem Tablet, um mit der Lehrkraft und den Mitschüler:innen zu kommunizieren. Der Schulbegleiter hilft ihm, sich in den Unterricht zu integrieren und sicherzustellen, dass er nicht isoliert bleibt.

Herangehensweise des Schulbegleiters:

- **Förderung der sozialen Teilhabe:** Der Schulbegleiter sorgt dafür, dass der Schüler aktiv an Klassenaktivitäten teilnimmt, indem er ihm hilft, seine Gedanken und Ideen zu kommunizieren. Der Schulbegleiter kann dabei als Unterstützer fungieren, indem er dem Schüler hilft, die richtigen Worte oder Symbole auf dem Kommunikationsgerät auszuwählen.

- **Einbeziehung in die Klassengemeinschaft:** Der Schulbegleiter fördert den Schüler darin, mit seinen Mitschüler:innen zu interagieren, sei es durch direkte Kommunikation über das Kommunikationsgerät oder durch die Unterstützung bei sozialen Interaktionen, wie etwa bei Gruppengesprächen oder Teamarbeiten.

- **Förderung der individuellen Lernprozesse:** Der Schulbegleiter berücksichtigt die spezifischen Lernbedürfnisse des Schülers und sorgt dafür, dass Kommunikationsmethoden in den Unterricht integriert werden, um das Lernen zu fördern. Zum Beispiel kann der Schulbegleiter den Schüler bei der Verwendung seines Kommunikationshilfsmittels während der Bearbeitung von Aufgaben unterstützen.

4. Einbeziehung der Familie und des Umfelds

Beispiel:
Ein Schüler mit komplexen Bedürfnissen hat zu Hause ein anderes Kommunikationssystem als in der Schule (z. B. ein anderes Set von Symbolkarten oder eine App auf einem Tablet). Der Schulbegleiter sorgt dafür, dass das System in beiden Kontexten konsistent genutzt wird und dass die Familie in den Entscheidungsprozess einbezogen wird.

Herangehensweise des Schulbegleiters:

- **Regelmäßiger Austausch mit der Familie:** Der Schulbegleiter pflegt den Dialog mit den Eltern und anderen Familienmitgliedern, um sicherzustellen, dass die Kommunikationssysteme in der Schule und zu Hause übereinstimmen. So wird die Kontinuität der Kommunikation gefördert, was dem Schüler hilft, sich in verschiedenen Umfeldern sicherer und selbstbestimmter auszudrücken.

- **Individuelle Anpassung im familiären Kontext:** Der Schulbegleiter berücksichtigt auch die besonderen Bedürfnisse und Wünsche der Familie. Dabei geht es darum, sicherzustellen, dass das

Kommunikationssystem sowohl in der Schule als auch zu Hause sinnvoll und effektiv genutzt wird.

5. Respektvolle Kommunikation und Sensibilität

Beispiel:
Ein Schüler mit einer schwerwiegenden Sprachbehinderung wird durch die Verwendung von Kommunikationskarten unterstützt. Der Schulbegleiter hilft dem Schüler, sich im Klassenzimmer oder bei anderen Aktivitäten auszudrücken. Dabei muss der Schulbegleiter sensibel auf die Körpersprache und nonverbale Signale des Schülers achten, um Missverständnisse zu vermeiden.

Herangehensweise des Schulbegleiters:

- **Wertschätzung und Geduld:** Der Schulbegleiter respektiert die Kommunikationsmethoden des Schülers und lässt ihm die nötige Zeit, seine Gedanken auszudrücken, auch wenn dies länger dauert als bei anderen Schülern.

- **Förderung von Selbstwertgefühl und Vertrauen:** Der Schulbegleiter achtet darauf, den Schüler nicht zu überfordern und ihn gleichzeitig in seiner Selbstbestimmung zu unterstützen. Wenn der Schüler sich Ausdrucksformen wie Symbolkarten oder Sprachhilfen bedient, sollte der Schulbegleiter dies positiv verstärken und zeigen, dass jede Form der Kommunikation wertgeschätzt wird.

Fazit:

Die **Personenzentrierung** bedeutet aus Sicht des Schulbegleiters, dass die Bedürfnisse, Wünsche und die Persönlichkeit des Schülers immer im Mittelpunkt stehen. Der Schulbegleiter muss sicherstellen, dass der Schüler die Freiheit hat, selbstbestimmt zu kommunizieren und dabei respektiert und wertgeschätzt wird. Indem der

Schulbegleiter individuell auf die Kommunikationsbedürfnisse des Schülers eingeht, die richtigen Hilfsmittel auswählt und eine unterstützende Lernumgebung schafft, wird der Schüler in seiner sozialen Teilhabe und Autonomie gestärkt.

Vorteile der Unterstützten Kommunikation aus Sicht eines Schulbegleiters

Die **Unterstützte Kommunikation (UK)** bietet für Schüler:innen mit Beeinträchtigungen viele Vorteile, sowohl im sozialen als auch im schulischen Kontext. Für einen Schulbegleiter ist es entscheidend, diese Vorteile zu erkennen und gezielt einzusetzen, um den Schüler bestmöglich zu unterstützen. UK stellt eine Brücke zwischen den Schüler:innen und ihrer Umgebung dar, indem sie den Zugang zu Kommunikation und damit auch zu Selbstbestimmung und sozialer Teilhabe ermöglicht.

1. Förderung der Selbstständigkeit und Autonomie

Vorteil:
Ein wesentliches Ziel der Unterstützten Kommunikation ist die Förderung der Selbstständigkeit. Durch den Einsatz von Kommunikationshilfen können Schüler:innen in ihrem Alltag mehr Kontrolle über ihre eigenen Entscheidungen gewinnen und sich in der Schule und zu Hause selbstbestimmt ausdrücken. Dies stärkt das Gefühl von Autonomie und Unabhängigkeit.

Beispiel:
Ein Schüler mit einer sprachlichen Beeinträchtigung verwendet eine Kommunikations-App auf einem Tablet, um

in der Pause zwischen „essen", „spielen" oder „trinken" zu wählen.

Herangehensweise des Schulbegleiters:

- **Ermutigung zur Nutzung der Hilfsmittel:** Der Schulbegleiter motiviert den Schüler, aktiv die Kommunikationshilfe zu nutzen, um alltägliche Entscheidungen zu treffen. Dabei wird der Schüler in einfachen, aber bedeutungsvollen Situationen unterstützt, wie zum Beispiel bei der Auswahl des Mittagessens oder der Wahl einer Aktivität.

- **Förderung durch Übung:** Der Schulbegleiter sorgt für regelmäßige Übungseinheiten, um die selbstständige Nutzung der Kommunikationshilfe zu stärken und dem Schüler so mehr Unabhängigkeit zu ermöglichen.

---

2. Verbesserung der sozialen Teilhabe

Vorteil:
Durch UK können Schüler:innen mit Beeinträchtigungen besser mit ihren Mitschüler:innen und Lehrkräften kommunizieren. Dies fördert ihre Integration in soziale Gruppen und hilft dabei, Ausgrenzung und Isolation zu verhindern. Der Einsatz von Kommunikationshilfen ermöglicht es, dass der Schüler nicht nur in der Schule, sondern auch im sozialen Umfeld aktiver wird.

Beispiel:
Ein Schüler mit Autismus nutzt ein Symbolbuch, um Fragen zu stellen, z. B. „Kann ich mit dir spielen?" oder „Darf ich mitmachen?". Dies ermöglicht ihm, aktiv an Gruppenspielen und Gesprächen teilzunehmen, was seine sozialen Fähigkeiten stärkt.

Herangehensweise des Schulbegleiters:

- **Förderung von sozialen Interaktionen:** Der Schulbegleiter hilft dem Schüler, das Kommunikationsmittel zu nutzen, um soziale Kontakte aufzubauen. Dies könnte durch das Ermutigen des Schülers geschehen, mit seinen Mitschüler:innen zu sprechen oder an Gruppenaktivitäten teilzunehmen.

- **Sensibilisierung der Mitschüler:innen:** Der Schulbegleiter unterstützt die Mitschüler:innen dabei, die Kommunikationsmethoden des Schülers zu verstehen und zu respektieren. Dies kann durch einfache Erklärungen oder auch durch das gemeinsame Üben von Gebärden, Symbolen oder anderen Kommunikationsformen geschehen.

3. Erleichterung der Lernprozesse und der Integration in den Unterricht

Vorteil:
Unterstützte Kommunikation kann den Schüler:innen helfen, komplexe Lerninhalte besser zu verstehen und sich aktiv in den Unterricht einzubringen. UK ermöglicht es, Informationen auf unterschiedliche Weisen zu präsentieren, was das Lernen für Schüler:innen mit Beeinträchtigungen oft erleichtert.

Beispiel:
Ein Schüler mit einer Lernbehinderung nutzt eine Kommunikations-App, die visuelle Symbole und gesprochene Sprache kombiniert, um sich Aufgabenstellungen im Unterricht anzuhören und mitzubestimmen, wie er eine Aufgabe bearbeiten möchte.

Herangehensweise des Schulbegleiters:

- **Anpassung der Lernmaterialien:** Der Schulbegleiter sorgt dafür, dass die Lernmaterialien durch die Nutzung von Symbolen,

Bildergeschichten oder digitalen Apps für den Schüler verständlicher und zugänglicher werden. Zum Beispiel könnte der Schulbegleiter den Schüler mit einem Symbolbuch oder einer App unterstützen, indem er Text in Symbole übersetzt oder zusätzliche visuelle Hilfen bereitstellt.

- **Individuelle Unterstützung im Unterricht:** Der Schulbegleiter hilft dem Schüler, sich im Unterricht aktiv einzubringen, indem er ihn bei der Nutzung von UK-Systemen unterstützt. Der Schulbegleiter könnte dem Schüler helfen, Antworten in einer Diskussion zu geben oder Aufgaben zu bearbeiten, indem er auf die Hilfsmittel des Schülers zugreift.

4. Förderung der Selbstexpression und Identitätsstärkung

Vorteil:
Ein weiterer Vorteil der Unterstützten Kommunikation ist die Möglichkeit, dass Schüler:innen sich auf eine für sie geeignete Weise ausdrücken können. Dies fördert nicht nur das Gefühl der Selbstwirksamkeit, sondern stärkt auch das Selbstbewusstsein und die Identität des Schülers. UK ermöglicht es, Gedanken, Wünsche und Gefühle zu äußern, was für die persönliche Entwicklung wichtig ist.

Beispiel:
Ein Schüler, der Schwierigkeiten hat, sich verbal auszudrücken, nutzt ein Sprachcomputersystem, um seine Gefühle zu äußern, z. B. „Ich bin traurig" oder „Ich habe Angst". Dies gibt dem Schüler eine Stimme und hilft den Lehrkräften, besser auf seine Bedürfnisse einzugehen.

Herangehensweise des Schulbegleiters:

- **Förderung der emotionalen Ausdruckskraft:** Der Schulbegleiter ermutigt den Schüler, das Kommunikationssystem auch für die Ausdruck von

Emotionen zu nutzen. Dies könnte durch das Einfügen von Symbolen oder Worten erfolgen, die Gefühle wie „Frustration", „Freude" oder „Wut" ausdrücken.

- **Positive Rückmeldung und Bestärkung:** Der Schulbegleiter reagiert positiv auf die Äußerungen des Schülers, um das Gefühl der Selbstwirksamkeit zu stärken. Jeder Versuch der Kommunikation wird gewürdigt und bestärkt.

5. Reduzierung von Frustration und Verhaltensauffälligkeiten

Vorteil:
Schüler:innen, die Schwierigkeiten haben, sich verbal auszudrücken, erleben häufig Frustration, wenn sie ihre Bedürfnisse nicht mitteilen können. UK kann helfen, diese Frustration zu reduzieren, indem sie eine Kommunikationsmöglichkeit bietet. Weniger Frustration führt oft auch zu einer geringeren Häufigkeit von Verhaltensauffälligkeiten, die durch Kommunikationsbarrieren entstehen.

Beispiel:
Ein Schüler mit einer körperlichen Beeinträchtigung, der in der Schule keine eigenen Wünsche äußern kann, verwendet ein Sprachgerät, um einfach nach „Wasser" oder „Hilfe" zu fragen. Dies vermindert die Wahrscheinlichkeit von aggressivem Verhalten, das oft auf Missverständnisse oder Kommunikationsprobleme zurückzuführen ist.

Herangehensweise des Schulbegleiters:

- **Präventive Unterstützung:** Der Schulbegleiter reagiert frühzeitig auf Anzeichen von Frustration und bietet dem Schüler Unterstützung bei der Nutzung der Kommunikationshilfe. Der

Schulbegleiter sollte auch proaktiv sicherstellen, dass der Schüler immer Zugriff auf die benötigten Hilfsmittel hat.

- **Förderung der positiven Kommunikation:** Der Schulbegleiter hilft dem Schüler, positive Kommunikationsstrategien zu entwickeln, um Konflikte zu vermeiden. Dazu gehört auch, die Nutzung der Kommunikationshilfe für den Ausdruck von Bedürfnissen zu fördern, um Eskalationen zu verhindern.

Fazit:

Die **Unterstützte Kommunikation** bietet viele Vorteile für Schüler:innen mit unterschiedlichen Beeinträchtigungen und ist ein zentrales Hilfsmittel im Schulalltag. Als Schulbegleiter:in ist es wichtig, diese Vorteile aktiv zu nutzen, um die Schüler in ihrer Selbstständigkeit, sozialen Teilhabe, Identitätsentwicklung und im Lernen zu fördern. Durch die gezielte Anwendung von UK-Methoden kann der Schulbegleiter dazu beitragen, dass Schüler:innen sich besser ausdrücken können, weniger Frustration erleben und ihre sozialen und emotionalen Fähigkeiten gestärkt werden.

Hier sind weitere praxisnahe Beispiele für den Einsatz von Unterstützter Kommunikation (UK) im schulischen Kontext und wie ein Schulbegleiter damit umgehen kann:

1. Einsatz von Kommunikationshilfsmitteln (z.B. Sprachcomputer oder Tablet mit App)

Beispiel:
Ein Schüler mit einer schweren körperlichen Behinderung, der keine Lautsprache verwenden kann, nutzt ein Tablet mit einer Kommunikations-App, um mit seinen Lehrkräften und Mitschüler:innen zu kommunizieren. Das Tablet wandelt Text in gesprochene Sprache um, und der Schüler kann so Fragen stellen oder Antworten geben.

Herangehensweise des Schulbegleiters:

- **Technische Unterstützung:** Der Schulbegleiter sorgt dafür, dass das Tablet korrekt funktioniert, und unterstützt den Schüler bei der Bedienung der App. Er stellt sicher, dass das Gerät immer einsatzbereit ist und lädt es gegebenenfalls auf.

- **Förderung der aktiven Kommunikation:** Der Schulbegleiter ermutigt den Schüler, das Tablet in verschiedenen Situationen zu nutzen, um selbstbestimmt an Gesprächen teilzunehmen. Zum Beispiel könnte der Schulbegleiter den Schüler bitten, Fragen zu beantworten oder Wünsche zu äußern (z.B. "Möchtest du nach draußen gehen?").

- **Integration in den Unterricht:** Der Schulbegleiter sorgt dafür, dass das Tablet aktiv in den Unterricht integriert wird, um dem Schüler zu helfen, bei Gruppenaktivitäten und Diskussionen teilzunehmen.

2. Einsatz von PECS (Picture Exchange Communication System)

Beispiel:
Ein Schüler mit Autismus verwendet das **PECS-System (Picture Exchange Communication System)**, um sich mit den Lehrkräften und Mitschüler:innen auszudrücken. Dabei tauscht der Schüler Bilder, die bestimmte Objekte oder Aktionen symbolisieren, um Wünsche oder Bedürfnisse zu äußern (z. B. ein Bild von einem Apfel, um nach Obst zu fragen).

Herangehensweise des Schulbegleiters:

- **Förderung der Bildkommunikation:** Der Schulbegleiter hilft dem Schüler dabei, die Bilder korrekt auszuwählen und zu tauschen. Wenn der Schüler ein Bild für ein gewünschtes Objekt zeigt, unterstützt der Schulbegleiter, indem er das gewünschte Objekt bereitstellt.

- **Verstärkung des Verhaltens:** Wenn der Schüler erfolgreich ein Bild tauscht, um sich auszudrücken, verstärkt der Schulbegleiter dieses Verhalten positiv (z.B. durch Lob oder durch die Bereitstellung des gewünschten Objekts).

- **Konsistenz im Alltag:** Der Schulbegleiter stellt sicher, dass das PECS-System nicht nur im Unterricht, sondern auch in anderen schulischen Kontexten verwendet wird, z. B. während der Pausen oder bei Ausflügen. Dies fördert die Konsistenz und hilft dem Schüler, das System zu verinnerlichen.

3. Verwendung von Gebärdensprache

Beispiel:
Ein gehörloser Schüler verwendet Gebärdensprache, um mit seinen Mitschüler:innen und Lehrkräften zu kommunizieren. Der Schulbegleiter unterstützt den Schüler dabei, die Gebärden korrekt anzuwenden und sorgt dafür, dass andere Mitschüler:innen und Lehrkräfte die Gebärden verstehen.

Herangehensweise des Schulbegleiters:

- **Unterstützung bei der Gebärdensprache:** Der Schulbegleiter hilft dem Schüler und den anderen Schüler:innen, Gebärden richtig anzuwenden und fördert deren Nutzung im täglichen Schulalltag. Dazu gehört auch, dass der Schulbegleiter Gebärden verstärkt oder neue Gebärden einführt.

- **Förderung der Integration in die Klasse:** Der Schulbegleiter achtet darauf, dass der gehörlose Schüler nicht isoliert wird. Er sorgt dafür, dass alle Mitschüler:innen in den Kommunikationsprozess einbezogen werden, z. B. durch einfache Gebärdenkurse für die Klasse oder durch ein gemeinsames Lernen von Gebärden, um den Schüler in den Unterricht einzubinden.

- **Brückenbauer zwischen den Kommunikationsformen:** Der Schulbegleiter vermittelt zwischen der gehörlosen Person und den nicht-gehörlosen Mitschüler:innen und sorgt so für eine barrierefreie Kommunikation.

4. Einsatz von Kommunikationskarten oder -tafeln

Beispiel:
Ein Schüler mit einer Sprachstörung verwendet eine Kommunikationskarte oder -tafel, um bestimmte Bedürfnisse und Wünsche auszudrücken. Auf der Tafel sind Symbole abgebildet, die er aufzeigt, um z. B. „Durst", „Toilette", „Hunger" oder „Pause" auszudrücken.

Herangehensweise des Schulbegleiters:

- **Förderung der Nutzung von Kommunikationskarten:** Der Schulbegleiter hilft dem Schüler, die richtigen Symbole auszuwählen und zu zeigen. Wenn der Schüler z. B. „Durst" anzeigt, gibt der Schulbegleiter dem Schüler Wasser oder eine andere passende Antwort.

- **Erklärung und Unterstützung für Mitschüler:innen:** Der Schulbegleiter sorgt dafür, dass auch Mitschüler:innen die Symbole verstehen und in die Kommunikation eingebunden werden. So können sie z. B. auch nachfragen oder dem Schüler helfen, sich zu äußern.

- **Konsistenz und Zugänglichkeit:** Der Schulbegleiter sorgt dafür, dass der Schüler immer Zugang zu seiner Kommunikationskarte hat (z. B. in der Tasche oder am Tisch) und dass die Symbole regelmäßig überprüft und ggf. angepasst werden.

---

5. Verwendung von Audiobüchern oder Text-to-Speech-Programmen

Beispiel:
Ein Schüler mit Lese- und Rechtschreibschwierigkeiten nutzt ein Text-to-Speech-Programm, um Texte vorzulesen und damit besser im Unterricht mitzuhalten. Das Programm liest die Aufgabenstellungen, Texte oder Informationen aus dem Lehrbuch vor.

Herangehensweise des Schulbegleiters:

- **Technische Unterstützung:** Der Schulbegleiter sorgt dafür, dass das Text-to-Speech-Programm korrekt funktioniert und der Schüler weiß, wie er es anwenden kann. Er unterstützt den Schüler, indem er den Umgang mit der Technologie erklärt und bei Bedarf hilft.

- **Ermutigung zur Nutzung von Hilfsmitteln:** Der Schulbegleiter motiviert den Schüler, regelmäßig auf das Text-to-Speech-Programm zurückzugreifen, um die Selbstständigkeit und das Verständnis zu fördern. Wenn der Schüler Schwierigkeiten hat, den Text zu verstehen, kann der Schulbegleiter ihn auf das Programm hinweisen.

- **Integration in den Unterricht:** Der Schulbegleiter stellt sicher, dass der Schüler das Programm in allen relevanten Unterrichtsfächern und bei allen Aufgaben verwenden kann, um die Integration zu erleichtern.

---

6. Nutzung von „Social Stories"

Beispiel:
Ein Schüler mit Autismus nutzt „Social Stories", um auf

bestimmte soziale Situationen vorbereitet zu werden, wie z.B. den Beginn des Schulalltages oder den Übergang zwischen den Unterrichtsstunden. Diese Geschichten bieten klare, leicht verständliche Informationen über bestimmte Verhaltensweisen und soziale Regeln.

Herangehensweise des Schulbegleiters:

- **Anpassung von Social Stories:** Der Schulbegleiter erstellt gemeinsam mit dem Schüler oder den Fachkräften individuelle „Social Stories", die an die Bedürfnisse des Schülers angepasst sind. Dabei kann der Schulbegleiter die Geschichten regelmäßig durchgehen und die Situationen, die der Schüler möglicherweise schwer versteht, visuell und verständlich darstellen.

- **Erarbeitung von Szenarien:** Der Schulbegleiter nutzt „Social Stories", um den Schüler auf neue oder herausfordernde Situationen vorzubereiten (z. B. Ausflüge, neue Lehrkräfte, Klassenarbeiten), damit der Schüler besser darauf reagieren kann.

- **Begleitung in der Praxis:** Der Schulbegleiter verwendet die „Social Stories", um den Schüler aktiv durch die entsprechenden sozialen Situationen zu begleiten und sicherzustellen, dass der Schüler sich unterstützt und sicher fühlt.

Fazit:

Die vielfältigen Einsatzmöglichkeiten von **Unterstützter Kommunikation** bieten zahlreiche Vorteile für Schüler:innen mit Kommunikationsbeeinträchtigungen. Der

Schulbegleiter hat eine entscheidende Rolle darin, diese Hilfsmittel im Alltag umzusetzen, die Schüler:innen aktiv zu unterstützen und dafür zu sorgen, dass die Kommunikation für sie so reibungslos wie möglich verläuft. Der Schulbegleiter sollte stets flexibel, geduldig und sensibel auf die Bedürfnisse des Schülers eingehen, verschiedene Kommunikationsmethoden anpassen und eine respektvolle sowie inklusivere Lernumgebung schaffen.

Herausforderungen und Grenzen der Unterstützten Kommunikation aus Sicht eines Schulbegleiters

Obwohl die **Unterstützte Kommunikation (UK)** eine wertvolle Hilfe für Schüler:innen mit Kommunikationsbeeinträchtigungen ist, gibt es auch zahlreiche Herausforderungen und Grenzen, mit denen Schulbegleiter:innen in ihrer täglichen Arbeit konfrontiert werden können. Diese Herausforderungen betreffen sowohl die technischen als auch die zwischenmenschlichen und organisatorischen Aspekte der UK und erfordern ein hohes Maß an Flexibilität, Geduld und Fachkenntnis von Seiten des Schulbegleiters.

1. Technische Herausforderungen und begrenzte Ressourcen

Herausforderung:
Technische Hilfsmittel, wie Sprachcomputer, Tablets oder Apps, sind oft eine zentrale Unterstützung für Schüler:innen, aber sie können auch technische Probleme mit sich bringen. Dazu gehören Softwarefehler, Ladeprobleme oder der Verlust von gespeicherten Daten. Zusätzlich ist die Anschaffung und Wartung dieser Geräte nicht immer gewährleistet, und in manchen Fällen stehen die benötigten Ressourcen nicht in ausreichendem Maß zur Verfügung.

Beispiel:
Ein Schüler verwendet ein Tablet mit einer Kommunikations-App, die plötzlich abstürzt und wichtige Daten verloren gehen. Dies beeinträchtigt die Kommunikationsfähigkeit des Schülers und erschwert die Interaktion mit Mitschülern und Lehrkräften.

Herangehensweise des Schulbegleiters:

- **Proaktive Fehlerbehebung:** Der Schulbegleiter sollte sich regelmäßig mit der Technik vertraut machen und in der Lage sein, kleinere technische Probleme eigenständig zu beheben, wie etwa das Neustarten des Geräts oder das Sichern von Daten.

- **Vorsorge treffen:** Es ist wichtig, regelmäßig Backups von Daten zu erstellen, um bei Verlust schnell auf die Informationen zugreifen zu können. Der Schulbegleiter kann sicherstellen, dass alternative Kommunikationsmethoden zur Verfügung stehen, wenn das technische Hilfsmittel ausfällt.

- **Kommunikation mit Fachleuten:** Der Schulbegleiter sollte in engem Kontakt mit den technischen Support-Diensten der Schule oder externen Spezialisten stehen, um bei größeren technischen Problemen schnell Unterstützung zu erhalten.

---

2. Fehlende Integration in den Unterrichtsalltag

Herausforderung:
UK muss regelmäßig in den Unterricht integriert werden, um wirklich effektiv zu sein. In der Praxis kann es jedoch zu

Schwierigkeiten kommen, wenn Lehrer:innen oder Mitschüler:innen nicht ausreichend in den Umgang mit den Kommunikationshilfen eingeweiht sind oder nicht wissen, wie sie auf die Bedürfnisse des Schülers eingehen sollen. Ohne diese Integration könnte der Schüler von den Mitschüler:innen oder Lehrkräften isoliert werden.

Beispiel:
Ein Schüler nutzt eine Kommunikationshilfe, aber die Lehrkraft ist nicht mit der Handhabung der App vertraut und bezieht den Schüler deshalb weniger in den Unterricht ein, was zu Missverständnissen und Frustration führen kann.

Herangehensweise des Schulbegleiters:

- **Schulung und Sensibilisierung:** Der Schulbegleiter kann den Lehrer:innen und Mitschüler:innen Schulungen oder kurze Erklärungen zu den Kommunikationshilfsmitteln anbieten, damit sie besser verstehen, wie sie den Schüler unterstützen können. Dies kann durch einfache Demonstrationen oder das Teilen von Anleitungen erfolgen.

- **Förderung der Nutzung im Unterricht:** Der Schulbegleiter sorgt dafür, dass der Schüler aktiv in den Unterricht integriert wird, indem er mit den Lehrkräften zusammenarbeitet, um Kommunikationshilfen sinnvoll in den Lehrplan zu integrieren. Dies könnte beispielsweise durch das Bereitstellen von alternativen Kommunikationsmethoden während Gruppenarbeiten oder Diskussionen geschehen.

- **Förderung der Zusammenarbeit:** Eine enge Zusammenarbeit zwischen Schulbegleiter, Lehrkraft, Therapeuten und anderen Fachkräften ist notwendig, um eine optimale Nutzung von UK zu gewährleisten. Hierbei können regelmäßige

Meetings oder ein Austausch über den Fortschritt des Schülers hilfreich sein.

3. Mangelnde Akzeptanz und Motivation des Schülers

Herausforderung:
Ein Schüler könnte sich gegen den Einsatz von UK-Hilfsmitteln wehren oder sie nicht als eine hilfreiche Unterstützung ansehen. Dies kann auf mangelnde Motivation, fehlende Einsicht in den Nutzen der Hilfsmittel oder Schwierigkeiten im Umgang mit der Technologie zurückzuführen sein.

Beispiel:
Ein Schüler, der ursprünglich eine Sprachcomputersoftware benutzen soll, lehnt dies ab, weil er sich unsicher fühlt oder Angst hat, in der Klasse durch das Gerät im Vergleich zu anderen aufgefallen zu werden. In solchen Fällen kann es zu Widerstand kommen, das Hilfsmittel zu verwenden.

Herangehensweise des Schulbegleiters:

- **Einfühlsame Herangehensweise:** Der Schulbegleiter sollte geduldig auf die Bedenken des Schülers eingehen und versuchen, ihm die Vorteile der UK auf eine Weise zu erklären, die er verstehen kann. Dabei sollte er auch auf die individuellen Ängste und Unsicherheiten eingehen und den Schüler ermutigen, Schritt für Schritt das Hilfsmittel zu nutzen.

- **Langsame Integration:** Anstatt den Schüler sofort zur intensiven Nutzung des Hilfsmittels zu drängen, könnte der Schulbegleiter zunächst kleine, weniger einschüchternde Aufgaben einführen und den Schüler mit einfachen Kommunikationsübungen vertraut machen.

- **Erfolgserlebnisse schaffen:** Um die Motivation zu fördern, sollte der Schulbegleiter gezielt Erfolgserlebnisse schaffen, bei denen der Schüler merkt, dass er mit dem Hilfsmittel effektiv kommunizieren kann. Hierbei kann auch positives Feedback eine wichtige Rolle spielen.

---

4. Überforderung des Schulbegleiters bei komplexen Kommunikationsbedürfnissen

Herausforderung:
Einige Schüler:innen haben sehr komplexe Kommunikationsbedürfnisse, die ein breites Spektrum an Hilfsmitteln und Methoden erfordern. Der Schulbegleiter muss sich in einer Vielzahl von Kommunikationssystemen und -methoden auskennen, was eine hohe fachliche Qualifikation und kontinuierliche Fortbildung erfordert. Die Vielzahl von Hilfsmitteln kann zu einer Überforderung führen, vor allem, wenn mehrere Hilfsmittel gleichzeitig verwendet werden müssen.

Beispiel:
Ein Schüler mit einer komplexen Behinderung benötigt sowohl eine Kommunikationshilfe (z. B. ein Sprachgerät), eine Gebärdensprachunterstützung sowie bildhafte Kommunikationshilfen. Der Schulbegleiter kann sich überfordert fühlen, alle diese Methoden effektiv zu koordinieren.

Herangehensweise des Schulbegleiters:
- **Fortbildung und Netzwerkbildung:** Der Schulbegleiter sollte kontinuierlich an Fortbildungen teilnehmen, um ein tiefes Verständnis für verschiedene UK-Methoden und deren Kombination zu entwickeln. Ein Austausch mit Fachkräften wie Logopäden oder Spezialisten für Unterstützte Kommunikation ist ebenfalls wichtig.

- **Interdisziplinäre Zusammenarbeit:** Der Schulbegleiter sollte regelmäßig mit anderen Fachkräften zusammenarbeiten, um eine optimale Betreuung zu gewährleisten. Dabei können individuelle Therapie- und Lernpläne erstellt werden, um die verschiedenen Kommunikationsmethoden effektiv zu integrieren.

- **Schrittweise Annäherung:** Um Überforderung zu vermeiden, sollte der Schulbegleiter mit den verschiedenen UK-Methoden schrittweise und nicht alle gleichzeitig beginnen, um dem Schüler zu helfen, sich nach und nach an die Hilfsmittel zu gewöhnen.

---

5. Mangelnde Anpassung der Umgebung

Herausforderung:
Für Schüler:innen, die auf UK angewiesen sind, ist es wichtig, dass die gesamte Umgebung angepasst wird, damit die Kommunikation effektiv erfolgen kann. In vielen Fällen sind Schulen jedoch nicht vollständig auf die Bedürfnisse von Schüler:innen mit Beeinträchtigungen

eingestellt, was die Nutzung von UK erschwert. Dazu gehört, dass auch die Mitschüler:innen und die schulische Infrastruktur (z. B. barrierefreie Räumlichkeiten) berücksichtigt werden müssen.

Beispiel:
Ein Schüler mit einer schweren motorischen Beeinträchtigung hat Schwierigkeiten, seine Kommunikationshilfe zu bedienen, weil er keine ausreichende Unterstützung bei der Nutzung von Tasten oder Touchscreens erhält. Zudem sind die Räume nicht für den einfachen Zugang mit einem Rollstuhl oder anderen Hilfsmitteln geeignet.

Herangehensweise des Schulbegleiters:

- **Schaffung einer barrierefreien Umgebung:** Der Schulbegleiter sollte darauf hinwirken, dass die Schulumgebung so angepasst wird, dass der Schüler problemlos auf seine Kommunikationshilfen zugreifen kann. Das könnte beispielsweise durch die Bereitstellung von ergonomischen Geräten oder durch das Bereitstellen von Assistenztechnik geschehen.

- **Förderung der Inklusion:** Der Schulbegleiter sorgt dafür, dass der Schüler sich im sozialen Umfeld der Schule wohlfühlt und dass auch die Mitschüler:innen mit den UK-Methoden vertraut gemacht werden. Dadurch wird das soziale Lernen und die Kommunikation für alle Beteiligten erleichtert.

Fazit:

Die Herausforderungen und Grenzen von UK im schulischen Kontext sind vielfältig und erfordern eine enge Zusammenarbeit zwischen Schulbegleitern, Lehrkräften, Therapeuten und Eltern. Durch fortlaufende Schulung, technisches Know-how und eine ganzheitliche Unterstützung der Schüler:innen kann der Schulbegleiter dazu beitragen, diese Herausforderungen zu meistern und die Vorteile von UK optimal zu nutzen.

www.ingramcontent.com/pod-product-compliance
Lightning Source LLC
Chambersburg PA
CBHW071108240526
45469CB00006BD/2394